Richtig essen nach dem Fasten

Dr. med. Hellmut Lützner | Helmut Million

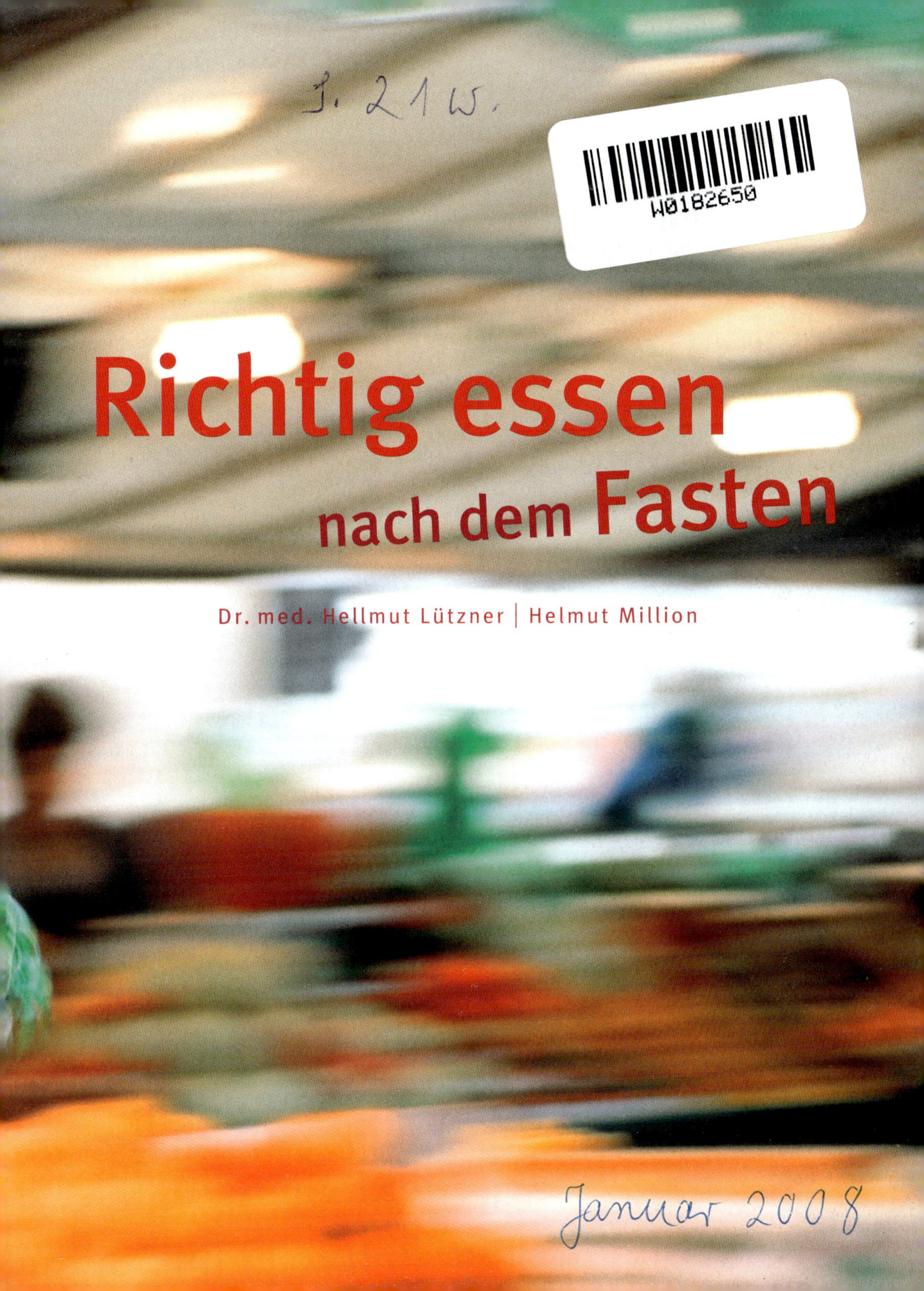

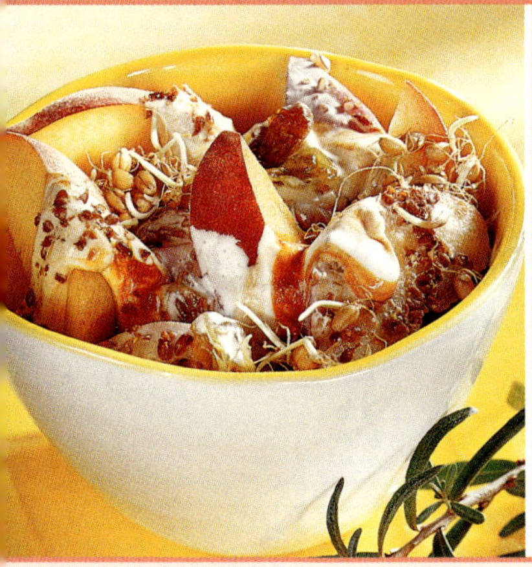

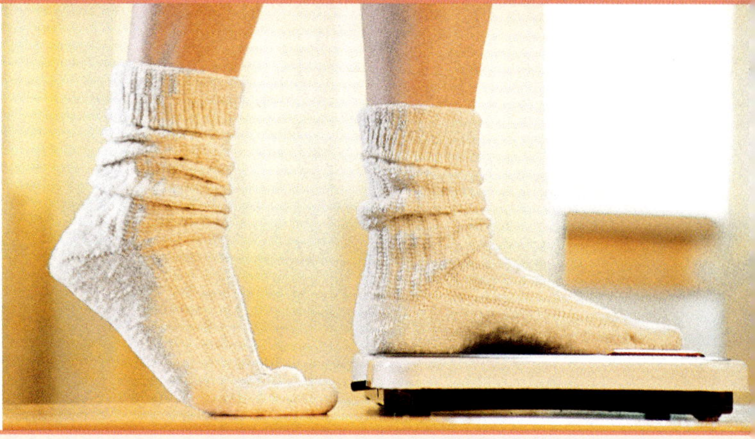

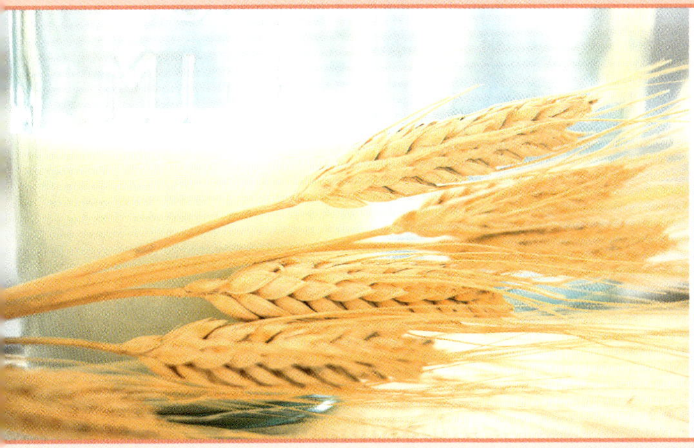

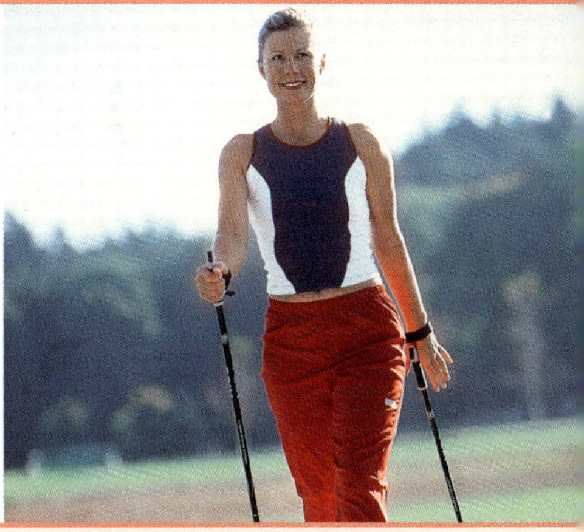

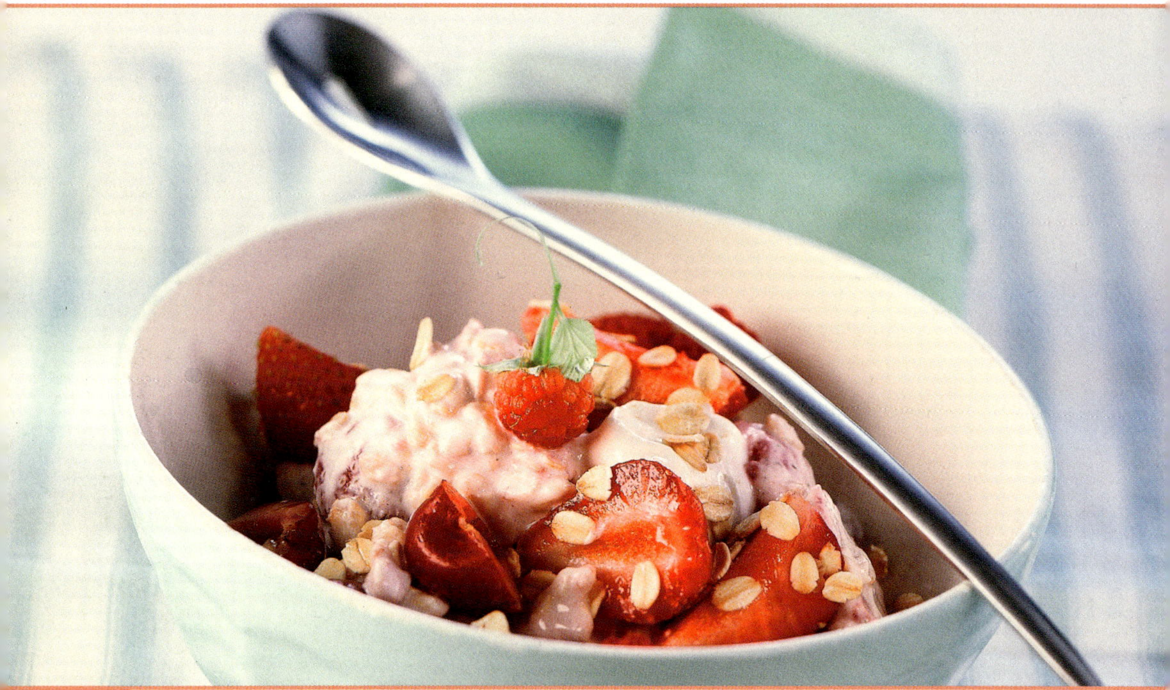

DIE AUTOREN

Dr. med. Hellmut Lützner ist Facharzt für innere Medizin, wurde 1928 geboren, ist verheiratet und Vater von drei Kindern. Fasten, schon im Elternhaus Tradition, war stets Schwerpunkt seiner Tätigkeit: als Assistenzarzt in Dresden und Berlin, als Fastenarzt in der Buchinger-Klinik am Bodensee. 1975 übernahm er die Kurpark-Klinik Überlingen, eine Fachklinik für ernährungsbedingte Krankheiten. 1976 entstand begleitend zur Fernsehsendung »Fasten für Gesunde« des Bayerischen Rundfunks das inzwischen millionenfach verkaufte Buch »Wie neugeboren durch Fasten«; 1984 folgte der vorliegende Ratgeber für die Nachfastenzeit.

Helmut Million ist Küchenmeister, Konditor und Diätkoch (DGE), Jahrgang 1949, verheiratet und hat einen Sohn. Seit 1975 ist er Chefkoch der Kurpark-Klinik in Überlingen, in der die Ernährung eine der wichtigsten Therapiesäulen ist. Außerdem ist Helmut Million Dozent für Vollwerternährung an der UGB Akademie Gießen und seit 2003 Mitglied der Bio-Spitzenköche. Zahlreiche Kochbücher und wichtige Auszeichnungen machten ihn als Bio-Koch bekannt. 2003 wurde die Küche der Kurpark-Klinik unter seiner Leitung mit dem Bio-Star vom Bundesministerium für Verbraucherschutz, Ernährung und Landwirtschaft ausgezeichnet.

Ein Wort zuvor

Nach dem Fasten steht jeder vor der gleichen Aufgabe: Mit der ersten Mahlzeit beginnt die Auseinandersetzung mit dem Essen von neuem – mit dem richtigen und falschen Genießen, mit sinnvollem oder sinnlosem Trinken, mit all den kleinen und großen Gelüsten, schließlich mit dem wieder ansteigenden Gewicht, vielleicht dem neuerlichen Auftreten von Unbehagen.
Im Fasten haben Sie neue Erfahrungen mit dem Essen und Trinken gemacht. Sie haben entdeckt, dass Sie sehr gut über einen längeren Zeitraum ohne feste Nahrung auskommen können. Sie haben erfahren, wie wohltuend eine einfache Gemüsebrühe sein kann, wie das reichliche Trinken Hungergefühle besänftigt und wie wohl Sie sich in solch einer Zeit der Beschränkung fühlen.
Beim Fastenbrechen stellen sich neue, wichtige Erfahrungen ein: etwa beim intensiv genossenen ersten festen Bissen – wie gut so ein Apfel schmeckt, wenn man ihn wirklich bewusst und langsam verzehrt; wie schnell sich Sättigungsgefühl und Befriedigung einstellen! Solange wir mit aller Aufmerksamkeit und mit Dankbarkeit essen, besteht die Chance, eingefahrene Gewohnheiten zu ändern. Ein Blick auf neue Rezepte allein genügt jedoch nicht – wer die Chance nach dem Fasten wahrnehmen will, braucht mehr Wissen um Zusammenhänge.
In diesem Buch erläutern wir deshalb genau, was unter richtigem Essen zu verstehen ist, wie dazu sowohl das Essverhalten als auch die Nahrung gehören.
Sie finden für die Aufbautage neben Speiseplänen und Rezepten auch Übungen und Anregungen für das bewusste Essen im Aufbau; wir geben Rat und Unterstützung für die Nachfastenzeit sowie Empfehlungen für die Integration des Fastenprinzips in den Alltag. Schließlich stellen wir die Vollwertkost vor, bieten Tages- und Wochenpläne für den Einstieg in eine vollwertige Ernährung an und dazu eine Fülle leicht nachvollziehbarer Rezepte und hilfreicher Tipps, mit denen gesunde und köstliche Gerichte auch ungeübteren Köchen problemlos gelingen.

Dr. med. Hellmut Lützner
Helmut Million

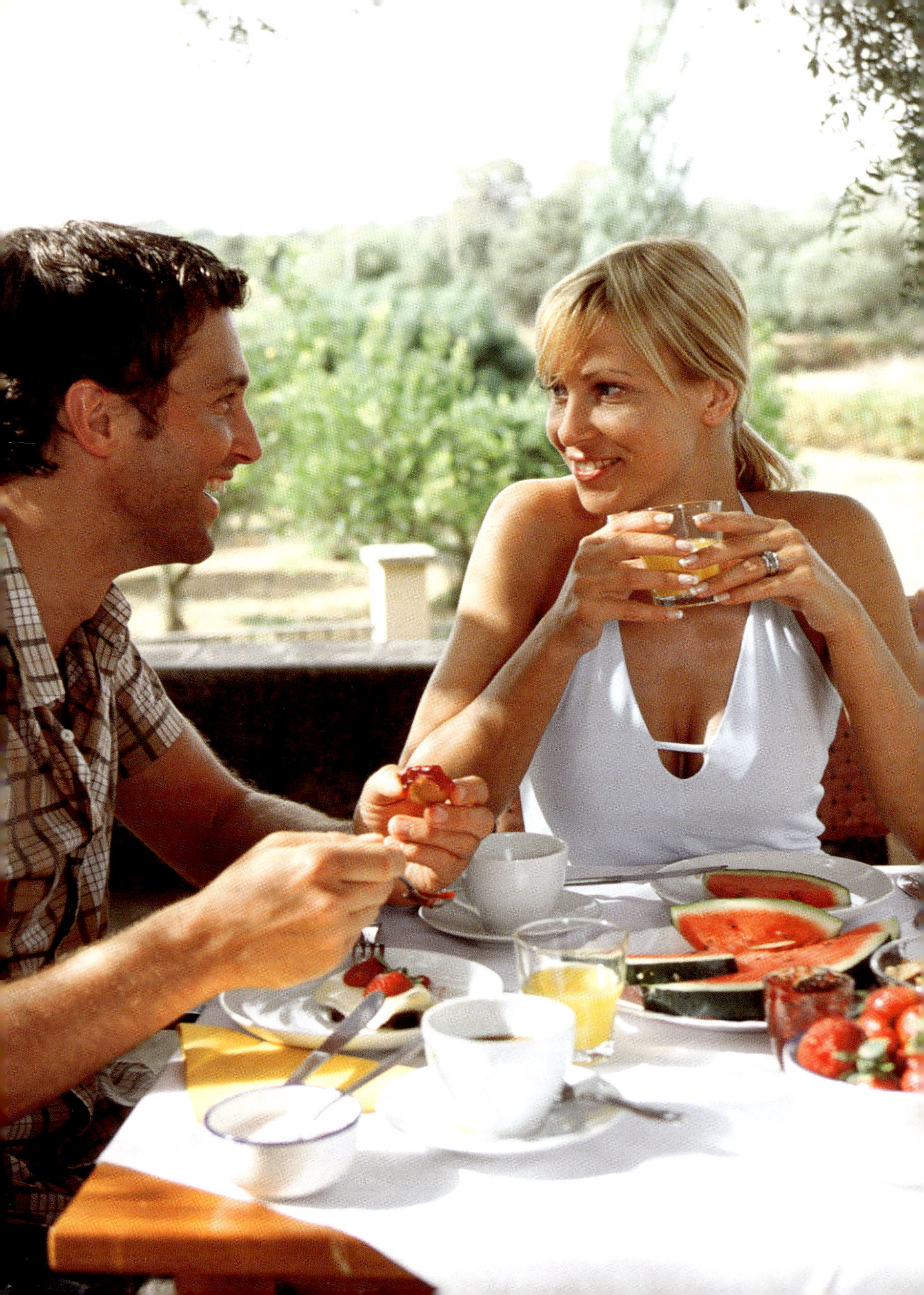

Über Ernährung und Essverhalten

Die Welt, in der wir leben, beeinflusst unsere Lebens- und Essgewohnheiten, und umgekehrt. Was aber bedeutet »richtig« in Bezug auf Essen? Es beinhaltet die Fragen nach gesunden Nahrungsmitteln und dem richtigen Essverhalten. Wichtig ist, dass wir uns beide Fragen beantworten: Was und wie wir essen, beeinflusst entscheidend unser Wohlbefinden. Wer richtig isst, genießt jede Mahlzeit und fühlt sich gesund, fit und leistungsfähig.

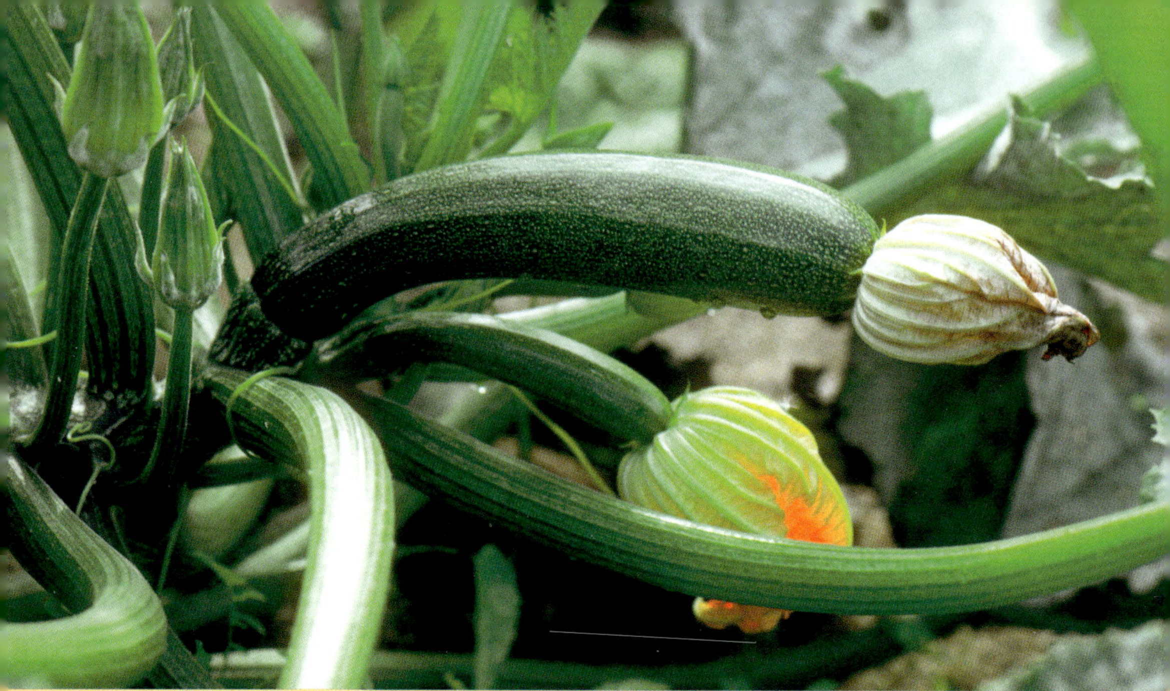

Das Richtige essen

Vor 50 000 Jahren mögen unsere Vorfahren Jäger und Sammler gewesen sein. Immer in Bewegung, brauchten sie viel Nahrung und aßen überwiegend Fleisch. Allmählich wurden sie zu sesshaften Ackerbauern, die zum größeren Teil von Pflanzen, zum kleineren von Milch, Eiern und Fleisch lebten.

Von der natürlichen Nahrung ...

Jahrtausendelang aßen die Menschen das, was die Natur ihnen bot, verändert nur durch Kochen, Backen, Braten, haltbar gemacht durch Trocknen, Räuchern, Salzen und Einmachen. Getreide stand als ideale Naturkonserve zur Verfügung, die sich – luftig und trocken gelagert – jahrelang hielt; das Gleiche galt für Nüsse und Samen. Obst und Wurzelgemüse konnten in der Miete, einer Erdgrube zur Aufbewahrung von Feldfrüchten, monatelang frisch gehalten werden.

... zur Zivilisationskost

Erst mit dem Beginn der Industrialisierung im 18./19. Jahrhundert änderte sich etwas grundlegend: Immer mehr Menschen zogen vom Land in die Stadt; dort hatten sie weder Gärten noch geeignete Keller oder Mieten zur Verfügung. Nahrung wurde transportiert, gelagert und haltbar gemacht, die Wege von der Ernte zum Verbraucher wurden länger und komplizierter. Eine wachsende Nahrungsmittelindustrie bemühte sich um Säuberung, Sterilisierung, Verfeinerung und Schönung der Nahrungsmittel. Gipfel dieser Entwicklung sind heute die Supermärkte, die eine unüberschaubare Vielfalt an Waren bieten, für jeden Geschmack, in verführerischer Packung, in jeder Menge und aus aller Welt. Spezialisten fanden im Auftrag der Lebensmittelindustrie heraus, wie sich Nahrung zu unbegrenzt lagerfähigen und geschmacklich standardisierten Produkten machen lässt: Man entfernte das Lebendige, alles, was natürlichem Verfall unterworfen ist. So kam man zum Auszugsmehl, zu gehärteten Fetten und hochraffinierten Ölen, raffiniertem Zucker, zur ultrahocherhitzten Milch, zu chemischen Konservierungsmitteln, gefärbter Wurst. Die Zivilisation schuf Zivilisationskost. Moderne Pflanzenzüchtung brachte ertragreichere Nutzpflanzen hervor; moderne Tierhaltung ermöglichte Mästmethoden, mit deren Hilfe mehr Fleisch, Geflügel, Eier und Milch auf den Markt kamen: billiger, zarter, weißer. Mit höheren Gewinnen durch Überdüngung und Kunstfutter wurden Pflanzen und Tiere anfälliger gegenüber Schädlingen und Krankheiten. Chemische Spritze und Medikamente waren plötzlich notwendig, wo man sie nie zuvor brauchte.

Und wie geht es weiter?

Wir wissen heute um die gesundheitlichen Schäden, die diese Form der Ernährung mit sich bringen kann, wir ahnen, dass wir uns zu weit von der natürlichen Nahrung entfernt haben. Wer aber zeigt den Eltern, Kindern und Enkeln, wie sie sich ernähren sollen – die Medien, wo Schokoriegel »leicht« sind und Fertiggerichte »gesund«? Was können Lehrer weitergeben und Ärzte raten, wenn sie in ihrer Ausbildung fast nichts über richtige Ernährung gehört haben? Wie steht es gar um die Kunst der Ärzte, wenn es darum geht, gesunde Ernährung gleichzeitig als Heilkost zu sehen – ist ihnen noch die Forderung des griechischen Arztes Hippokrates (460–377 v. Chr.) bewusst: »Eure Nahrungsmittel sollen Heilmittel, eure Heilmittel Nahrungsmittel sein«?

Die gesunde Ernährung

Die einzige Möglichkeit, zu einer natürlichen Ernährung zurückzufinden, ist die Umstellung auf Vollwertkost – eine der Natur des Menschen angepasste Nahrung. Sie gibt uns die Sicherheit, mit allem Lebensnotwendigen versorgt zu sein. Für Kinder bedeutet Vollwerternährung, dass sie mit allem versorgt sind, was sie brauchen, um Körpersubstanz aufzubauen; sie stärkt ihre Widerstandskräfte, lässt Wunden schneller heilen. Schulkinder können sich besser konzentrieren und besser lernen. Der Erwachsene, der sich vollwertig ernährt, wird leistungsfähiger; er kann gesundheitlichen Störungen und Stoffwechselkrankheiten mithilfe von Fasten und Vollwertkost entgegenwirken, und er bleibt länger jung. Dank bioaktiver Substanzen (siehe S. 67) bietet Vollwertkost mehr Geschmack und Genuss und sättigt schneller – eine unschätzbare Hilfe im Kampf gegen Übergewicht.
Ähnlich wie Fasten und Heilfasten haben richtige Ernährung für den Gesunden und Heilnahrung für den Kranken die gleichen Wurzeln. Der Grund dafür, dass heute der Wirksamkeit der Heilnahrung so wenig Bedeutung beigemessen wird, ist Mangel an Wissen und Erfahrung. Wer die Erfolge des Heilfastens und der Vollwertkost als Heilnahrung erlebt hat, weiß, welche Möglichkeiten zuvor ungenutzt blieben: Reinigung und Entschlackung des Körpers, Gewichtsabnahme und vor allem ein neues Gefühl von mehr Leistungsfähigkeit und Wohlbefinden.
Wagen Sie eigene Erfahrungen mit einer neuen Ernährungsweise, so wie Sie auch das Fasten gewagt haben. Mehr über gesunde Ernährung erfahren Sie ab Seite 65.

INFO

DIE FÜNF PRINZIPIEN DER VOLLWERTERNÄHRUNG

Was natürliche Ernährung ausmacht, lässt sich in fünf Punkten zusammenfassen (siehe Seite 66–68):

- Das Ganze ist mehr als seine Teile
- So naturbelassen wie möglich
- So rein wie möglich
- So frisch wie möglich
- Gesund vom Anbau her

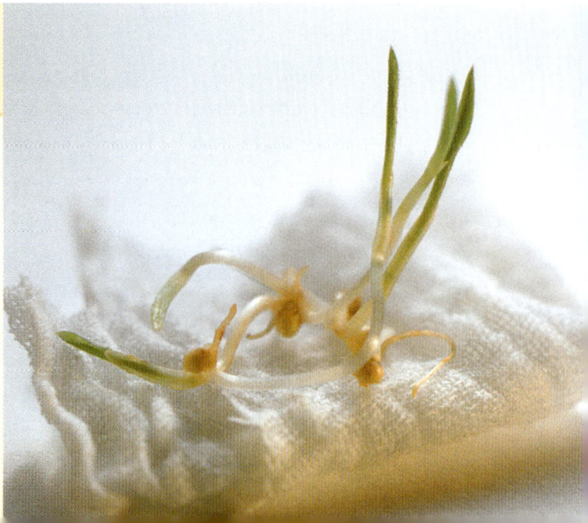

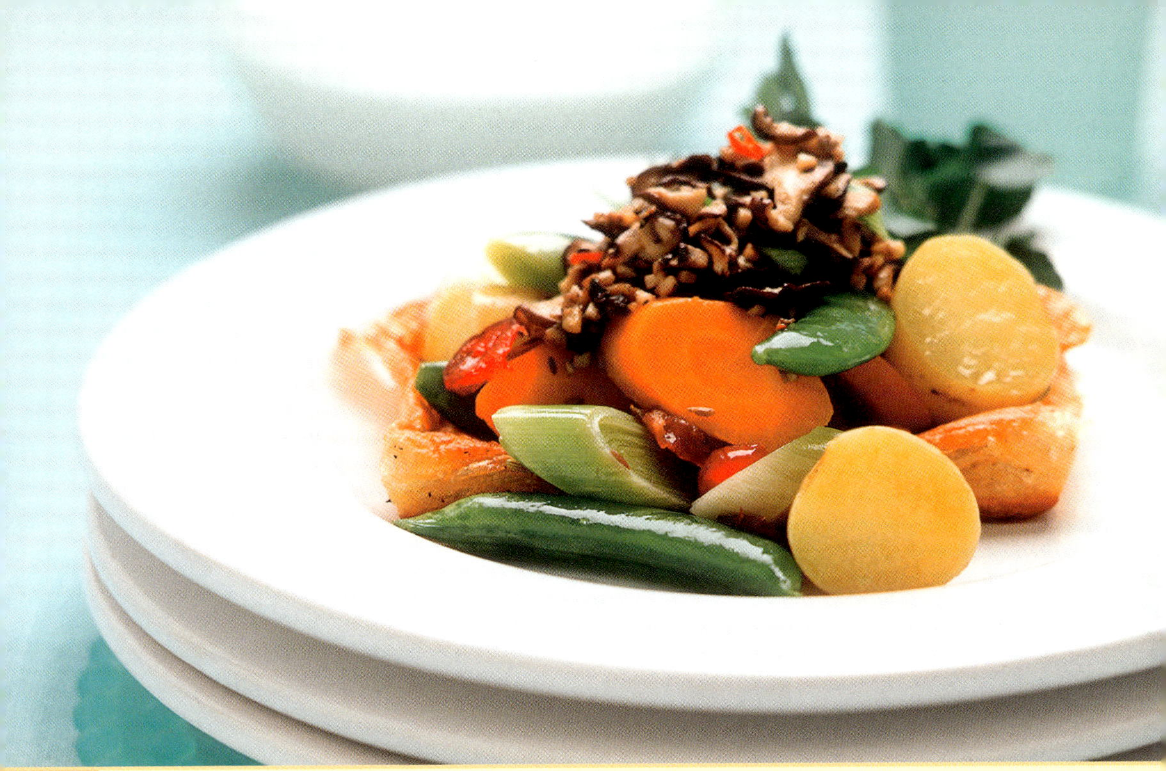

Richtig essen

In freier Wildbahn lebende Tiere fressen, ohne Ernährungsregeln und -systeme zu kennen, stets das Richtige und nur so viel, wie sie wirklich brauchen; sie überfressen sich nie und lassen sich von ihrem angeborenen Nahrungsrhythmus leiten. Zur Verdauungsarbeit legen sie sich hin und ruhen. Ihre Nahrungssuche, die Auswahl und Begrenzung ihrer Nahrung sind in Harmonie mit Körperform und Körperfülle. Wir dagegen essen fast immer zu viel und oft das Falsche; die Instinktsicherheit wild lebender Tiere können wir nur bewundern. Denn obwohl sie auch in uns angelegt ist, haben wir sie doch im Laufe unserer Entwicklung zum großen Teil vergessen und durch Gewohnheiten ersetzt, die unserer Gesundheit schaden. Worin liegt das Geheimnis der instinktsicheren Ernährung bei frei lebenden Tieren?

Bekannt sind drei Regelsysteme der Ernährungsweise von Wildtieren:

- Das Tier sucht sich seine artgerechte Nahrung mithilfe der äußeren Sinne aus, durch Sehen, Riechen, Schmecken, Betasten mit Lippen und Zunge.
- Es nimmt höchstens so viel Nahrung auf, dass sein Magen gefüllt ist. Nervenfühler melden eine Überdehnung: voll.

Signale aus dem Sättigungszentrum des Mittelhirns zeigen an, wie lange der innere Nahrungsbedarf gedeckt ist: satt.

Wenn wieder Nahrung gesucht werden sollte, melden die Signale: Hunger.

- Schutzreflexe bewahren das Tier davor, falsche oder zu viel Nahrung aufzunehmen. Abneigung, Würgreiz oder Erbrechen schützen vor Unverträglichem, vor Giftigem. Völlegefühl, Appetitlosigkeit, Bauchschmerzen und Durchfall sind sinnvolle Körpersignale; sie führen zum Stopp der Nahrungsaufnahme; Ungenießbares oder Unverdaubares wird umgehend nach außen befördert.

Während sich bei Wildtieren die natürlichen Regelkreise bis heute erhalten haben, zeigen Haustiere bereits Instinktunsicherheiten: Der Hund, der nicht rennen und jagen kann, überfrisst sich und wird dick. Beim Masttier entgleist die Nahrungsaufnahme bis zur hemmungslosen Fresssucht: Das Wildschwein schnüffelt, wühlt, braucht alle Sinne, nimmt ruhig und stetig eine Eichel nach der anderen auf; das Mastschwein bekommt Fertigfutter, das es gierig verschlingt und wild gegen den Nachbarn verteidigt – Fressen und Überfressen sind da nicht mehr zu trennen.

INFO

ZUR NATÜRLICHEN ERNÄHRUNG ZURÜCKKEHREN

- Je weiter sich Tier und Mensch von ihren natürlichen Umweltbezügen entfernen, desto eher entgleisen naturgegebene Nahrungsregler.
- Eine zunehmend bewusste Ernährungsweise ermöglicht es, Nahrung wieder intensiv zu schmecken und zu genießen; der gesunde Nahrungsinstinkt kehrt zurück, und wir lösen uns von schadenden Essgewohnheiten.

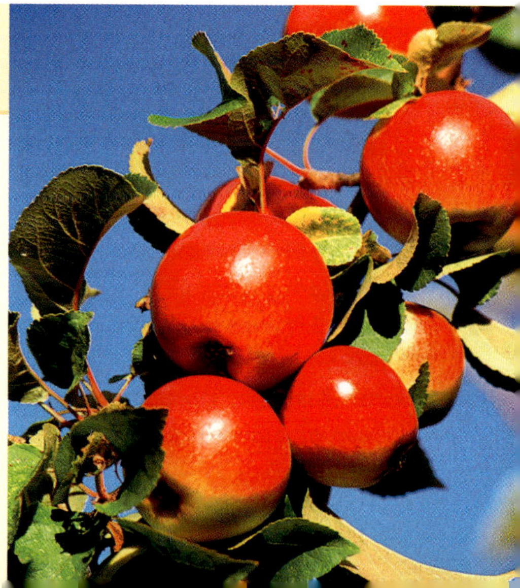

Wenn das Essverhalten gestört ist

Im Erbgut des Menschen sind instinktsichere Nahrungswahl und natürliches Essverhalten zwar angelegt, werden jedoch durch unsere moderne Lebensweise nicht trainiert. Der Mensch kann gesammelt, maßvoll und diszipliniert essen, er kann teilen und danken. Aber er kann auch anders: hastig, schlingend, gedankenlos und nebenbei. So wird das Essen leicht zum »Fressen«, zum wahllosen In-sich-Hineinstopfen.

Das Verlangen nach Süßem: ein Teufelskreis

Oft mangelt es uns an der »Süßigkeit des Lebens«, an Herzenswärme, Zuwendung und Zärtlichkeit, an Liebe. Es verlangt uns nach Süßem. Mit Kuchen, Eis oder Schokolade ist dieser Appetit schnell und bequem zu stillen. Was ist die Folge? Der von allen Ballaststoffen befreite Zucker schießt ungebremst viel zu rasch ins Blut; die Bauchspeicheldrüse muss viel Insulin ausschütten, um den anflutenden Zucker zu verarbeiten. Überstürzt wird er abgebaut, bis zur Unterzuckerung des Blutes. Alarm: Mangel! Man bekommt Hunger, fühlt sich schwach und braucht Hilfe; der Körper verlangt erneut nach Süßem. Ein Stück Zucker, Traubenzucker oder Schokolade helfen schnell. Damit aber beginnt der Teufelskreis von neuem. Aufrechterhalten wird er durch das unbewusste Suchen nach der Süße des Lebens.

Fasten mit Besinnung auf den eigenen Wert (liebenswert!) und Vollwertkost mit Verzicht auf alle raffinierten, stark verarbeiteten Lebensmittel ohne Lebenswert helfen wirklich dauerhaft, diesen Teufelskreis zu durchbrechen.

Der volle Bauch und der Weg in die Ess-Sucht

Wir leben wie im Schlaraffenland – die gebratenen Hähnchen, die Sahnetorten, gegrillte Steaks und knusprige Pommes frites fliegen uns förmlich in den Mund. Ist es ein Wunder, dass wir uns überfressen? Das unangenehme Völlegefühl lässt sich zwar mit einem Schnaps oder einer Fermentkapsel beheben, jedoch folgen Müdigkeit und Trägheit. Ein starker Kaffee, eine Zigarette helfen scheinbar darüber hinweg. Aber: Ein voller Bauch bewegt sich nur höchst ungern – er verdaut jetzt. Die aufgenommenen Kalorien wandern in die Fettdepots des

Körpers. Was nun passiert, ist merkwürdig: Es entsteht nicht Zufriedenheit, sondern das Bedürfnis nach der nächsten Mahlzeit; der volle Bauch ruft nach mehr – der kranke und aufgeblähte Bauch hat einen krankhaften, aufgeblähten Appetit. Und mit der nächsten Mahlzeit werden wieder »leere« Kalorien aufgenommen, Kalorien ohne Vitamine, Ballaststoffe, Mineralstoffe und Spurenelemente sowie andere wertvolle Pflanzenstoffe (siehe S. 67). Damit ist der Teufelskreis komplett! Unbewusst auf der Suche nach diesen wichtigen Inhaltsstoffen, stopft man den Bauch mit irgendetwas voll – ohne zu wissen, was einem wirklich fehlt. Jedes Zuviel übersteigt schließlich die Verdauungskraft. Die im Darm liegen gebliebenen Nahrungsteile setzen Gärungs- und Fäulnisprozesse in Gang, der Darm nimmt die so entstandenen alkoholartigen Produkte auf und leitet sie in den Organismus. Der Esser wird schläfrig, übellaunig oder nervös; nachts schläft er wie betäubt, oder er ist unruhig und kann nicht ein- und durchschlafen.

Die Süße des Lebens – in einem Stück Schokolade zu finden?

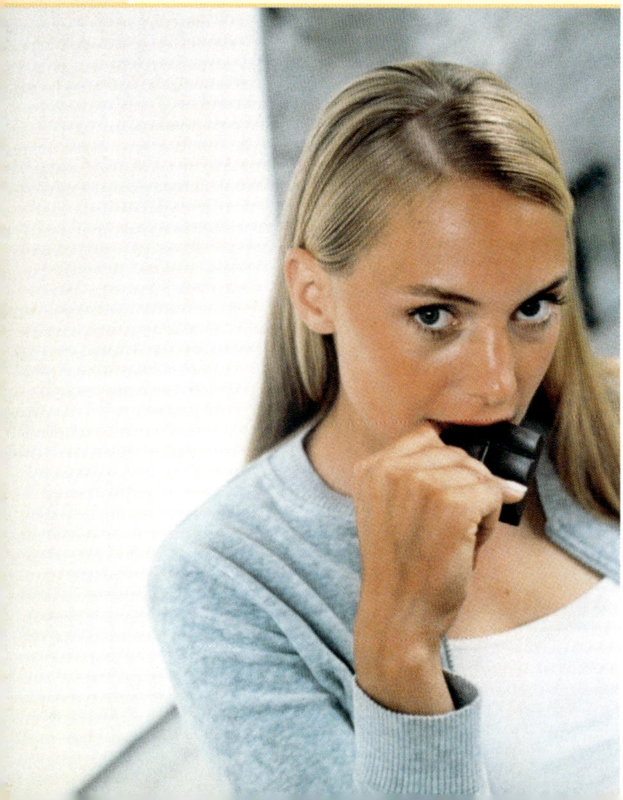

Den schädlichen Kreislauf verlassen – neu beginnen

Wie kann dieser Teufelskreis durchbrochen werden? Reinigen Sie Ihren Darm mit einer gründlichen Entleerung, wie sie im Buch »Wie neugeboren durch Fasten« beschrieben wird. Legen Sie eine Nahrungspause ein, fasten Sie also. Bewegen Sie sich mehr an der frischen Luft. Und schließlich: Stellen Sie Ihre Ernährung auf den natürlichen Rhythmus von lang sättigender Vollwertmahlzeit und Nahrungspause um! Maß und Ziel sowie Freude am und beim Essen, und auch innere Zufriedenheit, lassen sich nur durch eine solche Gesamtumstellung wieder finden.

TIPP

ZU WELCHEN GELEGENHEITEN ESSEN SIE (ZU VIEL)?

Wenn Sie traurig sind? Oder nach einem hitzigen Wortgefecht?

Vorsicht! Dies führt schnell in eine Abhängigkeit vom Essen. Und: Sie fühlen sich dadurch eher noch schlechter. Versuchen Sie nicht, das unangenehme Gefühl, das erhitzte Gemüt mit Essen zu »betäuben«. Wenn Sie sich etwas Gutes tun wollen, machen Sie einen flotten Spaziergang beziehungsweise bitten Sie zu einem klärenden Gespräch!

Wenn Sie gestresst sind, Ihnen alles über den Kopf zu wachsen scheint?

Was man in Stress-Situationen herunterschlingt, hat es oft in sich: Zucker, Fett, Weißmehl... Was bei Stress wirklich hilft: Stopp! sagen. Durchatmen. An etwas Schönes denken. Ein kurzer Mittagsschlaf, um danach doppelt so leistungsfähig zu sein.

Wenn es alle anderen auch ausgiebig tun: bei Einladungen, im Restaurant?

Hier gilt: Je länger Sie zum Essen brauchen, umso besser. Wenn Sie jeden Bissen ganz bewusst genießen, müssen Sie den anderen nicht hungrig zusehen!

Wenn Ihnen langweilig ist? Nebenbei: beim Fernsehen, Lesen ... ?

Fragen Sie sich, ob Sie mit Essen eine Leere »auffüllen« wollen. Was passiert, wenn Sie diese Leere zulassen, die Gedanken schweifen lassen beziehungsweise sich auf eine Sache konzentrieren, sich nicht mit Essen ablenken? Nutzen Sie Ihre Erfahrungen aus dem Fasten, wo Sie neue Klarheit gewonnen haben! Umgekehrt brauchen Sie zum Essen keine zusätzliche Beschäftigung, wenn Sie jede Mahlzeit schön anrichten und mit allen Sinnen genießen.

Wenn Sie sich müde und schlapp fühlen, neue Energie brauchen?

Es ist ein Irrtum, zu glauben, dass eine Zwischenmahlzeit Sie wieder fit machen könnte (es sei denn, Ihr Körper braucht wirklich Nahrungszufuhr, zum Beispiel bei einer langen Wanderung). Nach dem Essen ist der Organismus vorwiegend mit Verdauung beschäftigt, sodass für andere Tätigkeiten nun noch weniger Energie zur Verfügung steht. Oft fehlt uns bei einem kleinen Durchhänger Flüssigkeit – hier hilft der Griff zum Mineralwasser! Auch Bewegung erfrischt: aufstehen, sich nach oben strecken, dann den Oberkörper nach vorn beugen und ganz locker hängen lassen; aber nur, wenn es sich angenehm anfühlt.

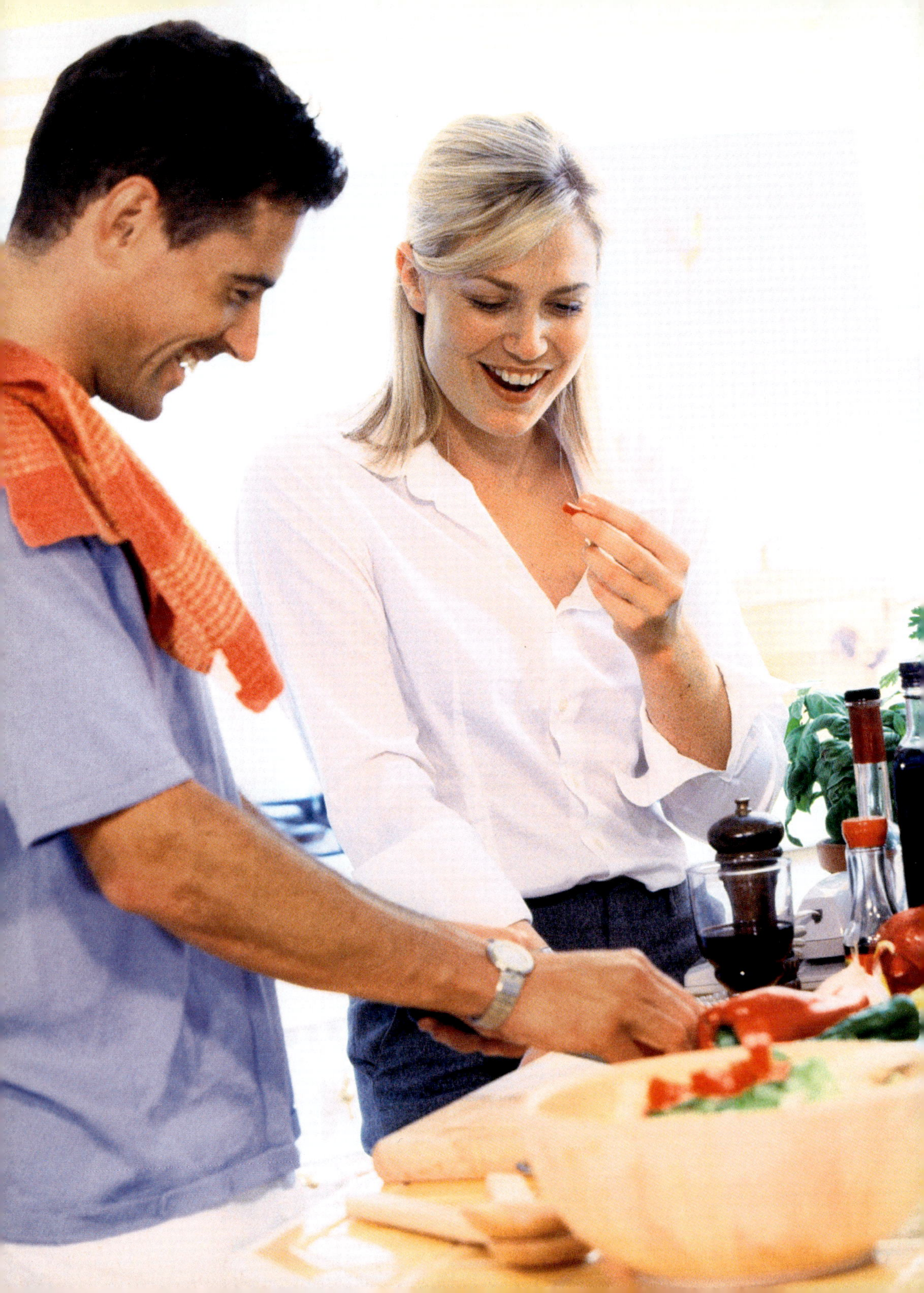

Aufbautage
und Nachfastenzeit

In der Aufbauzeit lassen wir das Fasten langsam ausklingen. Für den Fastenerfolg ist es entscheidend, dass wir den ersten Schritten zurück in den Alltag unsere volle Aufmerksamkeit widmen. Lassen Sie sich Zeit, genießen Sie diese ersten vorsichtigen Mahlzeiten. Machen Sie es sich beim Essen schön, richten Sie alles liebevoll an. Bewusst essen hilft Ihnen, auch andere Aspekte Ihres Lebens neu zu ordnen.

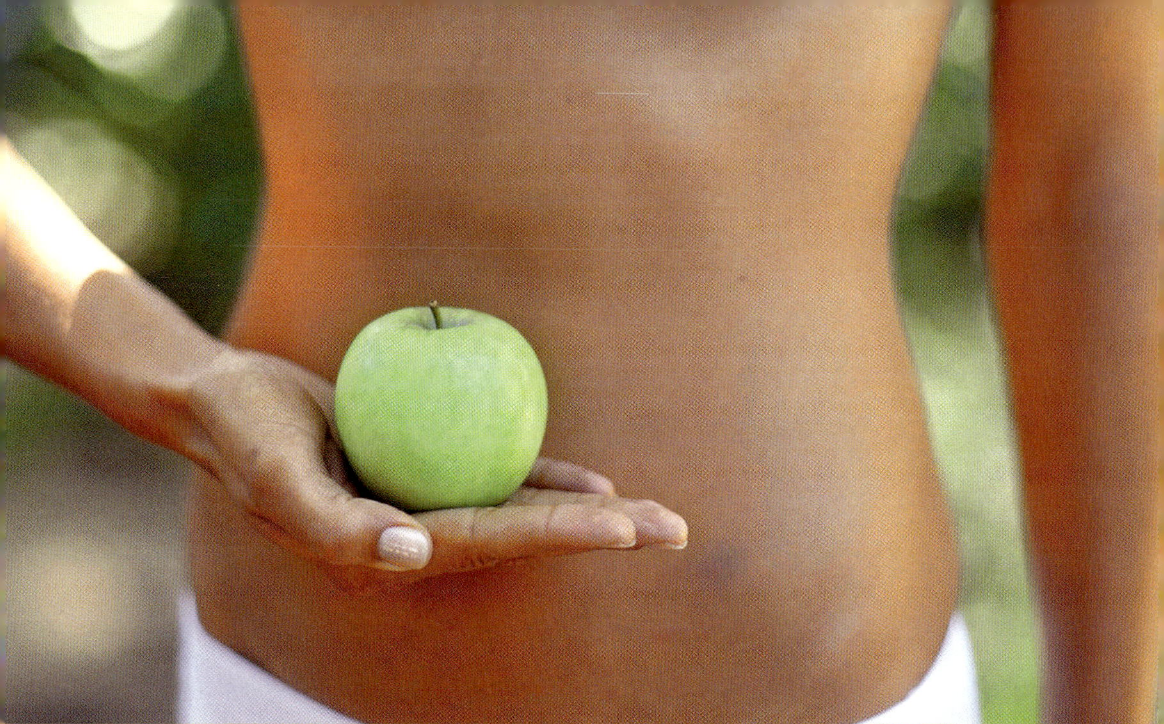

Gut durch die Aufbautage

Im wichtigen Abschnitt zwischen Fasten- und Nachfastenzeit wird Ihr Körper durch den stufenweisen Kostaufbau behutsam zum Essen geleitet.

Vom Fasten zum Essen

Diese Umstellung geschieht langsamer als das Umschalten vom Essen zum Fasten. Erinnern wir uns an die zwei Programme zur Energiebereitstellung aus dem Fasten-Ratgeber »Wie neu geboren durch Fasten«:

Programm 1: Ernährung aus Nahrung. Nahrung → Verdauung → Stoffwechsel → Ausscheidung. Endprodukt: Kraft und Wärme.

Programm 2: Ernährung aus Körperdepots. Fett und Eiweiß → »innere Verdauung«. Endprodukt: Kraft und Wärme.

Aufbau heißt Rückschalten von Programm 2 auf Programm 1. Während des Fastens produzierte der Organismus keine Verdauungssäfte; jetzt muss er wieder damit beginnen.

Der Kostaufbau braucht ebenso viel Aufmerksamkeit, Zeit, Ruhe wie das Fasten! Damit der Übergang vom Fasten in die Nachfastenzeit sicher gelingt, sollten Sie sich an den Speiseplan für sechs Aufbautage (ab S. 24) und den Fahrplan durch die Aufbautage (ab S. 36) halten.

Wie neu geboren ...

Sie haben erfolgreich gefastet und wollen nun Ihren Körper langsam wieder an feste Nahrung gewöhnen. Sie fühlen sich wie neu geboren, vor allem gesünder und leistungsfähiger, und möchten gerne, dass dieser Zustand möglichst lange anhält. Aus meiner Erfahrung mit vielen Menschen, die ich durch das Fasten führen durfte, weiß ich: Es ist trotz aller guten Vorsätze schwierig, die Früchte des Fastens für den Alltag zu bewahren. Wahrscheinlich haben auch Sie sich eine Menge vorgenommen, haben aber im Alltagsgeschehen Schwierigkeiten, es zu verwirklichen. Das geht den meisten Menschen so, lässt sich aber ändern!

Ihre Erfolgsbilanz

Jetzt ist der richtige Augenblick, um sich das Ergebnis der Fastenzeit noch einmal bewusst zu machen. Dies gelingt Ihnen am besten, wenn Sie Papier und Stift nehmen und Ihre persönliche Erfolgsbilanz aufschreiben:

Was habe ich durch Fasten gewonnen, das ich gern bewahren möchte?

- Ich habe an Übergewicht verloren. Wie viel wog ich vor dem Fasten, wie viel wiege ich jetzt?
- Ich fühle mich von Ballast befreit, entlastet. Wie äußert sich dieses Gefühl?
- Beschwerden, die mir vor dem Fasten zu schaffen machten, haben sich gebessert, sind ganz verschwunden. Welche waren es?
- Ich habe während des Fastens verzichten gelernt. Auf was konnte ich verzichten?
- Ich habe meine körperliche und geistige Leistungsfähigkeit wiedererlangt. Wie stand es damit vor dem Fasten?
- Ich habe neue Einsichten bezüglich meiner Lebensführung gewonnen. Welche sind dies im Einzelnen?
- Das Fasten hat auch meiner Stimmung gut getan. Wie hat sie sich während des Fastens verändert?

INFO

SO VIELE AUFBAUTAGE BRAUCHEN SIE

Je länger Sie gefastet haben, umso langsamer und vorsichtiger sollten Sie Ihren Körper wieder an die normale Kost gewöhnen.
Sie brauchen ...

- nach 5 Tagen Fasten: 2 Aufbautage
- nach 10 Tagen Fasten: 3 Aufbautage
- nach 15 Tagen Fasten: 5 Aufbautage

TIPP

WELCHE FASTENERFOLGE KANN ICH IM ALLTAG ERHALTEN?

Schreiben Sie sich Ihre Ziele für den Alltag auf: Vielleicht finden Sie sich in einem oder mehreren der folgenden Vorschläge wieder. Es kann sein, dass Sie diese Ziele als zu anspruchsvoll empfinden – dann erinnern Sie sich an Ihre Fasten-Erfahrungen und die Fähigkeiten, die Sie erworben haben. Das Probieren und Wagen ist nach dem Fasten nicht beendet!

- **Ich möchte gesund sein und bleiben.** Sie haben es in der Hand! Mit einer guten, gesunden Ernährung und viel Bewegung schaffen Sie sich beste Voraussetzungen.
- **Ich möchte meine frühere Figur wiedergewinnen.** Mit genügend Bewegung (ab S. 42) und einem gesunden Rhythmus von Fasten und Essen (ab S. 52) wird Ihnen das gelingen.
- **Ich möchte mein Gewicht halten oder weiter vermindern.** Lesen Sie Seite 40 und 53.
- **Ich möchte genießen lernen und damit (wieder) mehr Freude am Leben haben.** Der Weg dahin führt über bewusstes, meditatives Essen (S. 22).
- **Ich möchte in Zukunft maßvoll essen.** Dann lesen Sie ab Seite 20.
- **Ich möchte mich und meine Familie biologisch wertvoll ernähren.** Von Seite 66 an finden Sie alles über gesunde Lebensmittel und vollwertige Ernährung.
- **Ich möchte mich selbst finden und verwirklichen.** Wesentliche Hilfen sind Entspannungsübungen und Meditation (siehe S. 44/45 und Buchtipps S. 122).

Richtig essen – wie lerne ich das?

Wir möchten Sie anregen, sich mit Ihrem Lebensstil auseinander zu setzen und Ihre Vorsätze zu verwirklichen. Richtig essen ist nicht so schwierig, wie Sie vielleicht denken. Sie brauchen zunächst weder Kochbücher noch Kalorientabellen zu wälzen. Das sind wichtige Hilfsmittel; entscheidend sind jedoch Ihre Erfahrungen: Bewusst erlebte Aufbautage sind der Schlüssel für eine erfolgreiche Nachfastenzeit. Denken Sie ans erste Fasten zurück: Voller Entdeckerfreude haben Sie erlebt, dass Sie ohne Nahrung auskommen konnten, dabei nicht einmal Hunger hatten und zudem leistungsfähig waren. Wieder zu essen war einfach, sofern Sie sich an die Aufbauregeln hielten. Vielleicht ist Ihnen auch der ein oder andere Fehler unterlaufen, den Sie mit einer Unpässlichkeit büßten.

Wiederholtes Fasten samt Aufbau bedeutet, dass Sie in Ihren Gewohnheiten und Verhaltensweisen aufmerksamer sind. Fasten wird immer leichter, je öfter Sie es tun. Ob Sie aber nach jedem Fasten auch immer besser essen können?

Fasten ist zeitlich begrenzt. Essen begleitet uns im Alltag – unsere Probleme wurzeln nicht im Fasten, sondern im Essen.

Mit Fasten allein haben wir unsere Ernährungs- und Essgewohnheiten noch keineswegs im Griff. Gehen Sie immer bewusster durch die Aufbautage, denn allein mit neuen Rezepten lässt sich kein gesünderes Essverhalten entwickeln.

Bewusst essen im Aufbau

Bewusstes Essen hilft Ihnen, die bei Essproblemen so hilfreichen Körpersignale weit deutlicher zu erleben. Jeder Versuch führt zum anhaltenden Erfolg: Üben Sie jeden Tag bei jeder Mahlzeit. Sie werden die Erkenntnisse, die Sie gewinnen, dauerhaft nutzen können.

Gehen Sie in kleinen Schritten vor

- Abschalten von dem, was eben war: Geschäft, Streit, Autofahrt: Der Verärgerte, der mit jedem Bissen seinen Zorn hinunterschlingt, und jener, der nicht abschalten kann – sie beide müssen lernen, den Lebenskampf vom Essen zu trennen. Versuchen Sie sich körperlich auszutoben, Aggressionen und Ärger loszuwerden, wieder durchzuatmen.
- Zu sich kommen beginnt mit der Frage: Wo bin ich eigentlich, unterwegs oder zu Hause? Bin ich nervös, ruhig, erschöpft, angespannt? Entspannen Sie sich auf einem bequemen Stuhl oder dem Boden. Oder setzen Sie sich an den Tisch, entspannen Sie Schultern, Po, Hände, schweigen Sie eine Minute lang vor dem Essen.
- Zur Sache kommen: Es beginnt mit der Frage: Bin ich mit meinen Gedanken eigentlich schon beim Essen? Setzen Sie sich an den Tisch und schauen Sie an, was darauf steht. Schnuppern Sie – welche Düfte gibt es? Freuen Sie sich auf das, was dort auf Sie wartet. Danken Sie für das, was Sie haben.
- Die Wahrnehmungen durch positive Gedanken verstärken: Ich bin ganz ruhig. Ich habe Zeit. Ich bin jetzt beim Essen, alle Probleme sind weit weg. Ich freue mich an allem, genieße mit allen Sinnen.
- Sich innerlich auf das einstellen, was geschehen soll: »Ich spüre, wann ich satt bin, und höre dann auf. Wenig ist genug für meinen Körper.«

TIPP

NEU BEGINNEN

Das Umschalten von Fasten auf Essen geschieht von allein; der Körper ist von Natur aus darauf eingestellt. Das Umschalten auf eine neue, natürlichere Essensweise muss gelernt und trainiert werden, indem Sie ...

- einfacher leben,
- sich vollwertig ernähren,
- das Prinzip Fasten in Ihren Alltag einfügen (siehe S. 52),
- Nahrung bewusster aufnehmen,
- sich an sinnvolle Esskultur erinnern,
- langsam essen, intensiv kauen, schweigen!

MEDITATIV ESSEN

Sie haben sich vorgenommen, ganz bewusst zu essen.
Aber recht gelingen will das nicht?

Gehen Sie einen Schritt weiter. Vertiefen Sie die Kunst Ihres Essens durch eine Meditation mit einem Nahrungsmittel, das Ihnen wichtig erscheint: einem Stück Brot, einer Suppe oder einem Apfel.
Meditativ essen: Das heißt, Nahrung ins Zentrum der Aufmerksamkeit nehmen, gesammelt essen, durch nichts abgelenkt. Meditativ heißt: aus der Mitte leben. Es gelingt, wenn ich in mir ruhe; nicht aber, wenn ich außer mir bin, durcheinander.

MEDITATION MIT DEM APFEL

Ich breche mein Fasten mit einem
schönen reifen Apfel.
Das erste Essen – nach so langer Zeit
des Verzichts!
Jetzt: Hineinbeißen!
Halt! Nicht so wie immer: hinunter-
essen – fertig, vergessen.
Ich mache mir ein Festessen daraus.
Ich decke den Tisch: ein Deckchen,
ein Teller, auf dem mein Apfel gut
zur Wirkung kommt. Serviette –
Messer – ein paar Blumen, zur Feier
des Ereignisses eine Kerze.
Ich setze mich ganz bequem und warm vor
ihn hin. Ich habe Zeit, Zeit für meinen Apfel.
Der Apfel vor mir – ich schaue ihn an.
Nichts anderes ist jetzt wichtig.
Er allein liegt im Mittelpunkt
meines Interesses.
Wie sieht er aus?
Wie fühlt er sich an?
... kalt? ... kühl? ... glatt?
Wie riecht er?

Ich schließe die Augen, begreife ihn ...
Ist er ganz rund?
Wo sind Blüte und Stiel,
wie fühlen sie sich an?
Was fällt mir ein, wenn ich
ihn anfasse? Die Wiese zu
Hause, der Baum ...
Ich darf ihn essen.
Es ist mein Apfel.
Der Apfel wartet darauf,
von mir gegessen
zu werden. Schneiden
oder hineinbeißen?
... Ich schneide ihn. Höre
das Geräusch. Ich schneide
ihn in kleine Stücke.
Viele Stücke.
Wie viel ich zu essen habe!
Eine ganze Mahlzeit.
Zeit zum Mahlen.
Ich beiße hinein.
Apfelstück, Lippen, Zähne, Zunge,
Gaumen – eine Erlebniseinheit.

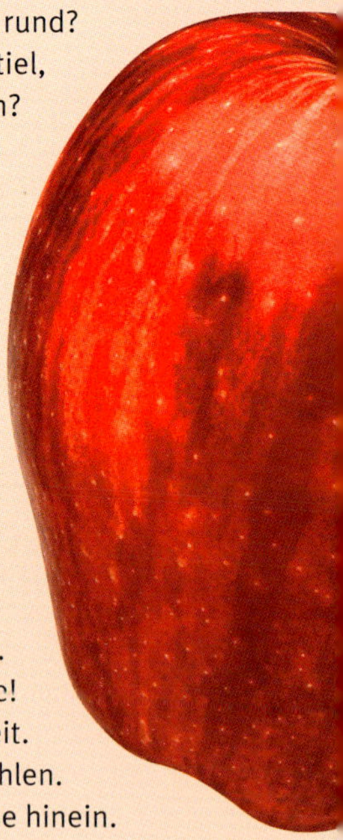

Nehmen Sie das »Fastenbrechen« als ideale Gelegenheit, meditativ essen zu lernen. Nichts eignet sich besser als ein reifer, duftender Apfel; rund, greifbar, fest und gut zu kauen, zudem höchst symbolträchtig: gebündelte Nahrung, Lebensfreude, Fruchtbarkeit, Sinnlichkeit, Schönheit. Andere möchten lieber mit einem Stück Brot meditieren, dem Symbol für Wärme, Geborgenheit, Sättigung. Vorher gilt es noch etwas Entscheidendes zu klären:

- Habe ich nur gefastet, um wieder essen zu können – im alten Stil, oder bin ich bereit, der Nahrung neu zu begegnen?
- Ich möchte genießen, satt sein, Freude haben. Aber auch begrenzen, stehen lassen, verzichten auf das, was falsch, zu viel ist.
- Beschäftigen Sie sich mit diesen Fragen, dann meditieren Sie mit Ihrem Apfel.

Kauen – genießen – mit geschlossenen
Augen – ich bin ganz Apfel.

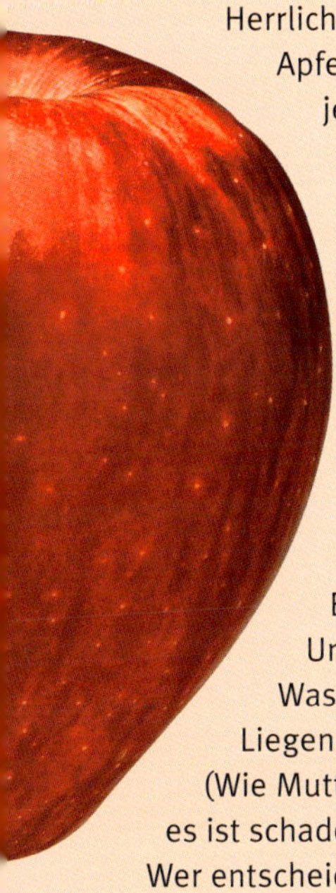

Herrlich: das Kauen und das
Apfelstück. Wie oft kaue ich
jedes Stück? Ich zähle.
Bis es flüssig ist ...
Jedem Apfelstückchen
schmecke ich nach –
schlucke – nehme es
auf in mich – dann das
nächste: der zweite,
vierte, siebte Genuss.
Die Vor-, Haupt- und
Nachspeise.
Bin ich schon satt?
Bei der Hälfte?
Unglaublich!
Was tue ich jetzt?
Liegen lassen? Aufessen?
(Wie Mutter immer sagte: Esst auf,
es ist schade, etwas liegen zu lassen.)
Wer entscheidet: die Augen oder mein
Leib? Doch, mein Magen überzeugt
mich. Ich bin satt!
Ich habe den Mut, den Rest liegen
zu lassen.
Wirklich, ich bin herrlich satt!
Ganz zufrieden! Stolz, dass ich auf
den Rest verzichten konnte.
Ich experimentiere weiter.
Mittags. Ich ersetze »Apfel«
durch »Kartoffelsuppe« und
meditiere noch einmal.
Genieße Löffel für Löffel.
»Kaue« die Suppe.
Plötzlich bin ich satt.
Ich könnte jetzt noch aufessen.
Aber warum? Mein Körper hat genug
(obwohl mein Kopf anders denkt).
Ich bin zufrieden und satt.
Ich danke für diese Erfahrung.
Zeit nehmen und gesammelt essen
wird mir helfen, die übliche Hast
und Zerstreutheit, meine Gier auf
mehr zu überwinden.
Ich spüre, wann ich satt bin,
und lasse den Rest liegen.

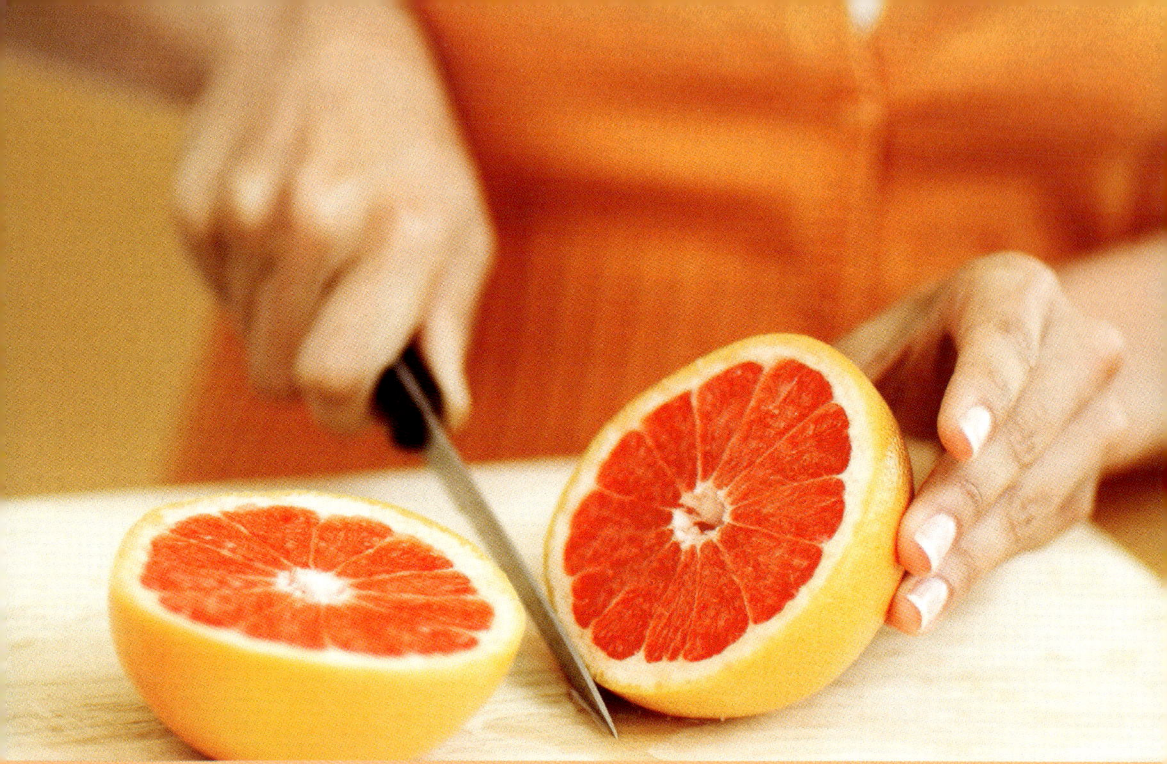

Speiseplan für sechs Aufbautage

Gehen Sie am letzten Fastentag auf den Markt. Kaufen Sie ein, was Sie für den ersten Aufbautag brauchen: Kartoffeln, schöne, reife Tomaten, einen reifen, duftenden Apfel … Freuen Sie sich darauf, dass Sie ab jetzt Ihre Mahlzeiten viel mehr genießen werden als vor dem Fasten.

Die Lebensmittel in Klammern können Sie dazunehmen, wenn Sie noch hungrig sind oder sich viel bewegt haben. In der Tabelle auf Seite 36/37 finden Sie neben einer Übersicht über Essen und Trinken in den Aufbautagen weitere Anregungen sowie die Kalorienangaben für jeden Tag.

Vergessen Sie bitte nicht, zwischen den Mahlzeiten genug zu trinken (langsam, genüsslich und in kleinen Schlucken)! Zwei Liter Wasser beziehungsweise Kräuter- oder Früchtetee am Tag sollten es mindestens sein.

Die Zutaten für alle Rezepte im folgenden Speiseplan sind für eine Person berechnet.

Erster Aufbautag

Morgens

Tee (Kräuter- oder leichter Schwarz- oder Grüntee)

Vormittags: Fastenbrechen

1 gut reifer oder gedünsteter Apfel

Mittags

Kartoffel-Gemüse-Suppe

1 kleine Kartoffel, etwa 60 g ■
je 30 g Möhre, Lauch und Knollensellerie ■
1/4 l Wasser ■ 1 Prise frisch gemahlene Muskatnuss ■ 1 Prise Majoran ■
1 Prise Kräutersalz ■ 1/2 TL Hefeflocken ■
1 TL frisch gehackte Petersilie

1 Die Kartoffel schälen, das Gemüse schaben oder schälen, gründlich waschen und in feine Scheiben schneiden.
2 Das Wasser zum Kochen bringen, das Gemüse und die Kartoffel zufügen und in 15 Min. zugedeckt gar kochen.
3 Die Suppe vom Herd nehmen, mit den Gewürzen und den Hefeflocken abschmecken (eventuell pürieren, dann noch etwas heißes Wasser zufügen).
4 Die Suppe mit der frisch gehackten Petersilie bestreuen.

Abends

Tomatensuppe

250 g reife Tomaten ■ 1/2 Zwiebel ■
1 TL Olivenöl ■ 1/4 l Wasser oder Gemüsebrühe ■ je 1 Prise Meersalz oder Kräutersalz, frisch gemahlener weißer Pfeffer und getrockneter Thymian ■ 1/2 TL Hefeflocken ■ 1 TL Tomatenmark ■ 1 TL frisch gehackte Petersilie oder klein gezupftes Basilikum

1 Die Tomaten waschen, von den Stielansätzen befreien und würfeln. Die Zwiebeln schälen und ebenfalls klein würfeln.
2 Das Öl erhitzen, die Zwiebel- und die Tomatenwürfel zufügen und in etwa 10 Min. weich dünsten. Die Masse durch ein Sieb streichen.
3 Das Wasser bzw. die Gemüsebrühe aufkochen, das Tomatenmus zufügen und mit Gewürzen, Hefeflocken und Tomatenmark würzen.
4 Die Suppe mit der Petersilie oder dem Basilikum bestreuen.

Das gibt's dazu: Buttermilch mit 1 TL Leinsamen, 1 Scheibe Knäckebrot

Für morgen vorbereiten: 2 Backpflaumen oder 1 getrocknete Feige in 1/2 Tasse Wasser einweichen und zugedeckt über Nacht stehen lassen.

Zweiter Aufbautag

Morgens

Nüchtern: 1 Glas Sauerkrautsaft oder Molke; eingeweichte Backpflaumen oder Feige

Weizenschrotsuppe

2 EL fein geschroteter Weizen ▪ 1/4 l Wasser ▪ 1 Prise Meersalz ▪ 1 EL frisch gehackte gemischte Kräuter (z. B. Petersilie, Schnittlauch)

1 Den Weizenschrot im Topf erwärmen, ohne ihn zu bräunen. Das Wasser zugießen, kurz aufkochen und bei schwacher Hitze ca. 10 Min. ausquellen lassen.
2 Mit Salz und Kräutern würzen.
Für Hungrige: 50 g Kräuterquark, 2 Scheiben Knäckebrot

Mittags

Blattsalat

1/4 Kopfsalat ▪ je 1 Prise Meersalz und frisch gemahlener weißer Pfeffer ▪ 1/2 TL Obstessig oder Zitronensaft ▪ 1 TL Sonnenblumenöl ▪ 1 TL frische Schnittlauchröllchen

1 Den Salat zerpflücken und die Blätter unter fließendem Wasser waschen. Trockenschleudern, in eine Schüssel geben.
2 Salz, Pfeffer, Essig/Zitronensaft und Öl verrühren und über den Salat träufeln. Die Schnittlauchröllchen darüber streuen.

Pellkartoffeln

3 kleine Kartoffeln ▪ etwas Kümmel

Die Kartoffeln unter kaltem Wasser gründlich bürsten. 300 ml Wasser zum Kochen bringen, den Kümmel zufügen und die Kartoffeln bei geschlossenem Topfdeckel in 20–25 Min. weich dämpfen.

Möhrengemüse

100 g Möhren ▪ 3 EL Wasser oder Gemüsebrühe ▪ 1 Prise Meersalz ▪ 1 Prise frisch geriebene Muskatnuss ▪ 1 TL Sonnenblumenöl ▪ 1 TL frisch gehackte Petersilie

1 Die Möhren unter fließendem Wasser gründlich bürsten, evtl. schaben und in dünne Scheiben schneiden.
2 Das Wasser oder die Gemüsebrühe zum Kochen bringen, die Möhrenscheiben zufügen und darin 10 Min. garen.
3 Den Topf vom Herd nehmen, die Möhren mit Salz und Muskat würzen, das Öl unterrühren. Mit der Petersilie bestreuen.

Joghurt mit Sanddorn

1 Becher Joghurt natur (1,5 % Fett) ▪ 1 TL mit Honig gesüßter Sanddornsaft ▪ 1 gehäufter TL Leinsamen, geschrotet

Den Joghurt mit dem Sanddornsaft süßen und mit dem Leinsamen bestreuen.

Abends

Möhrenrohkost

1 TL fein gehackte Zitronenmelisse ▪ 2 EL saure Sahne ▪ 1–2 TL Zitronensaft ▪ 100 g Möhren ▪ 1/2 Apfel ▪ 1 Salatblatt

1 Die Zitronenmelisse mit der sauren Sahne und dem Zitronensaft verrühren.
2 Die Möhren unter kaltem Wasser gründlich bürsten bzw. schaben und auf der feinen Rohkostreibe in die Sauce raspeln.
3 Den Apfel waschen, vierteln, vom Kerngehäuse befreien und ebenfalls in die Sauce reiben. Alles gut mischen und auf dem gewaschenen Salatblatt anrichten.

Getreide-Gemüse-Suppe

1/2 kleine Zwiebel ▪ 1 TL Olivenöl ▪ 1 EL fein geschroteter Weizen ▪ 1/4 l Gemüsebrühe oder Wasser ▪ 50 g Knollensellerie ▪ je 1 Prise Meersalz und getrocknetes Liebstöckel ▪ 1 TL frisch gehackte Petersilie

1 Die Zwiebel schälen, fein würfeln und im Öl glasig dünsten. Den Weizenschrot zufügen und etwas mitdünsten.
2 Gemüsebrühe oder Wasser zugießen, kurz aufkochen. Die Hitze reduzieren und den Schrot ca. 10 Min. ausquellen lassen.
3 Den Sellerie schälen und fein reiben. Die Suppe mit Salz und Liebstöckel würzen, Sellerie und Petersilie darüber streuen.

Dickmilch mit Leinsamen

3 EL Dickmilch ▪ 1 TL mit Honig gesüßter Sanddornsaft ▪ 1 TL Leinsamen geschrotet ▪ 1 Scheibe Knäckebrot

Die Dickmilch mit dem Sanddornsaft glatt rühren und mit dem Leinsamen bestreuen. Dazu das Knäckebrot essen.

Für morgen vorbereiten: 2 Backpflaumen oder 1 Feige in 1/2 Tasse Wasser einweichen. 1 TL ungeschwefelte Rosinen waschen und mit 2 EL Haferschrot in 3 EL Wasser einweichen.

› Frisch geriebener Sellerie entfaltet in der Suppe seine Würze.

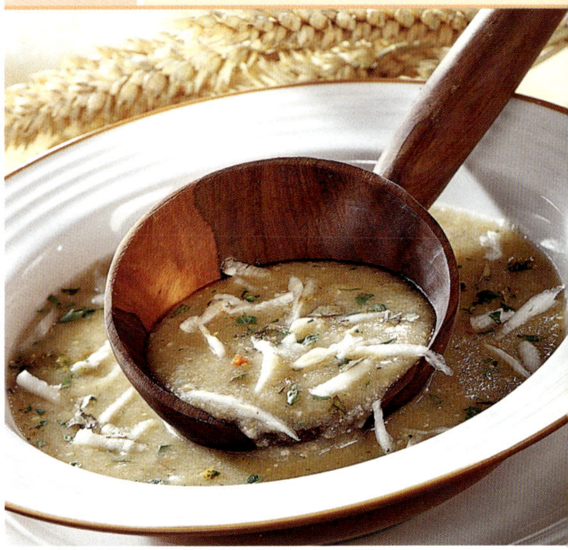

Dritter Aufbautag

Morgens

Nüchtern: Tee; eingeweichte Backpflaumen oder Feige

Hafermüsli

Am Vortag eingeweichte Rosinen und Haferschrot ▪ 3 EL Buttermilch ▪ 1 TL Zitronensaft ▪ 1 kleiner Apfel ▪ Früchte zum Garnieren

1 Rosinen und Haferschrot mit Buttermilch und Zitronensaft vermischen.
2 Den Apfel waschen, vom Kerngehäuse befreien, grob reiben und unter das Müsli heben. Mit den Früchten anrichten.
Für Hungrige: 50 g Tomatenquark, 2 Scheiben Knäckebrot

› Die aromatische Rote-Bete-Frischkost kommt ohne Salz aus.

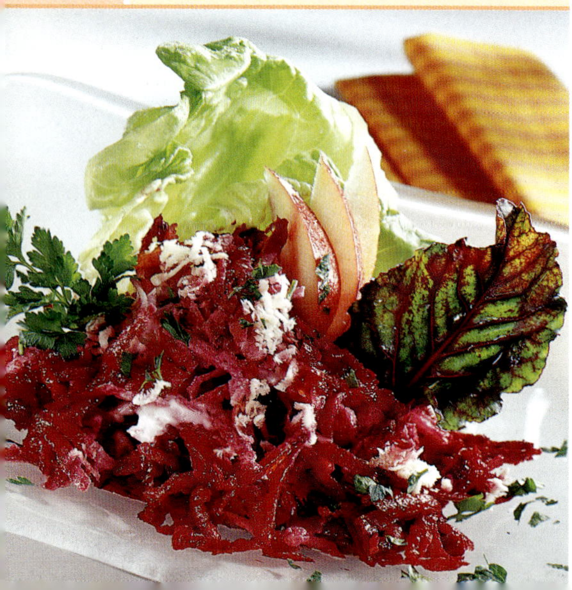

Mittags

Rote-Bete-Frischkost

2 EL saure Sahne ▪ 1 EL Zitronensaft ▪ 1/2 TL frisch geriebener Meerrettich ▪ 100 g Rote Bete ▪ 1/2 Apfel ▪ 2 Salatblätter ▪ 1 TL frisch gehackte Petersilie

1 Die saure Sahne mit dem Zitronensaft und dem Meerrettich verrühren.
2 Die Rote Bete dünn schälen. Apfel waschen, vierteln, vom Kerngehäuse befreien. Beides raspeln und unter die Sauce heben.
3 Salat waschen, trockentupfen, Rohkost darauf geben. Petersilie darüber streuen.

Naturreis neapolitanische Art

1/2 kleine Zwiebel ▪ 1 TL Olivenöl ▪ 30 g Naturreis ▪ 100 ml Gemüsebrühe oder Wasser ▪ je 1 Prise Knoblauchpulver und getrocknetes Basilikum ▪ 1/4 Lorbeerblatt ▪ 1 Gewürznelke ▪ 3–4 grüne Oliven ▪ Meersalz

1 Die Zwiebel schälen, fein hacken und im Öl andünsten. Den Reis waschen, dazugeben und glasig werden lassen.
2 Gemüsebrühe oder Wasser und Gewürze zufügen, kurz aufkochen und bei schwacher Hitze ca. 30 Min. ausquellen lassen.
3 Nach 10 Min. Lorbeerblatt und Nelke entfernen. Die Oliven ggf. vom Stein befreien, grob hacken und unter den Reis mischen. Mit dem Meersalz abschmecken.

Zucchini-Tomaten-Gemüse

1/2 Zwiebel ▪ 1 Prise getrockneter Oregano ▪ 1 TL Olivenöl ▪ 100 g Zucchini ▪ 1 EL Gemüsebrühe oder Wasser ▪ 1 Tomate ▪ je 1 Prise Kräutersalz und frisch gemahlener weißer Pfeffer ▪ 1 TL Hefeflocken

1 Die Zwiebel schälen und fein hacken, die Zucchini waschen und in mittelgroße Würfel schneiden.
2 Die Zwiebel mit dem Oregano im Öl andünsten. Die Zucchini zugeben und kurz mitdünsten. Die Gemüsebrühe oder das Wasser zugießen. Die Zucchini zugedeckt bei schwacher Hitze in 10 Min. gar dünsten.
3 Die Tomate waschen, vom Stielansatz befreien, das Tomatenfleisch würfeln und kurz vor Ende der Garzeit zufügen.
4 Das Gemüse mit dem Kräutersalz, dem Pfeffer und den Hefeflocken würzen.

Apfelquark

2 EL Magerquark ▪ 1–2 EL Milch ▪ 1/2 Apfel ▪ je 1 Prise Zimt und abgeriebene Bio- Zitronenschale ▪ 1 TL mit Honig gesüßter Sanddornsaft

1 Den Quark mit der Milch glatt rühren.
2 Den Apfel waschen, vom Kerngehäuse befreien, grob raspeln. Mit dem Zimt, der Zitronenschale und dem Sanddorn unter den Quark ziehen.
Unser Tipp: Nach Belieben mit Apfelspalten oder anderen Früchten garnieren.

Abends

Sauerkrautsalat

1/2 Zwiebel ▪ je 1/4 Salatgurke und rote Paprika ▪ 1/2 TL frisch geriebener Meerrettich ▪ 100 g Sauerkraut ▪ 1 Salatblatt ▪ 1 TL Rapsöl ▪ 1–2 EL saure Sahne ▪ je 1 Prise Kräutersalz und frisch gemahlener weißer Pfeffer

1 Zwiebel schälen und klein hacken. Gurke und Paprika in Streifen schneiden. Mit Zwiebelwürfeln und Meerrettich unters Sauerkraut heben, auf dem Salatblatt anrichten.
2 Öl mit saurer Sahne, Kräutersalz und Pfeffer verrühren, über den Salat geben.

Brote mit körnigem Frischkäse

50 g körniger Frischkäse ▪ 1 Prise Kräutersalz ▪ je 1 Scheibe Vollkorn- und Knäckebrot ▪ 1 TL Butter ▪ 1 TL frische Schnittlauchröllchen

Den Hüttenkäse würzen. Die Brotscheiben mit der Butter dünn bestreichen, den Käse darauf verteilen. Den Schnittlauch in feine Röllchen schneiden und darüber streuen.

Für morgen vorbereiten: 2 Backpflaumen oder 1 Feige in 1/2 Tasse Wasser einweichen. 2 gestrichene EL groben Roggenschrot in 2 EL Wasser einweichen.
Fürs Vital-Müsli (6. Aufbautag, S. 34): 2 EL Weizen in 6 EL Wasser einweichen und keimen lassen (s. S. 88).

Vierter Aufbautag

Morgens

Nüchtern: Tee; eingeweichte Backpflaumen oder Feige

Roggen-Apfel-Müsli

Am Vortag eingeweichter Roggenschrot ▪ 2–3 EL Dickmilch ▪ je 1 TL Sanddorn- und Zitronensaft ▪ 1 kleiner Apfel ▪ 2 gehackte Haselnusskerne

1 Den Roggenschrot mit Dickmilch, Sanddorn- und Zitronensaft mischen.
2 Den Apfel waschen, vierteln, vom Kerngehäuse befreien, raspeln und unter den Roggenschrot heben. Die Nüsse darüber streuen.
Für Hungrige: 40 g Kräuterfrischkäse, 1 Scheibe Vollkornbrot

Mittags

Sellerierohkost

3 EL Dickmilch ▪ 1 TL Zitronensaft ▪ je 1 Prise Meersalz und frisch gemahlener weißer Pfeffer ▪ 1 Spritzer Apfeldicksaft ▪ 150 g Knollensellerie ▪ 1/2 Apfel ▪ 1 gehackter Walnusskern

1 Die Dickmilch mit Zitronensaft, Salz, Pfeffer und Apfeldicksaft verrühren.
2 Den Sellerie schälen und fein reiben. Den Apfel waschen, vom Kerngehäuse befreien, raspeln. Alles gut mischen.

Haferbratlinge

1–2 EL Milch ▪ 2 EL mittelfein geschroteter Hafer ▪ 1/2 Zwiebel ▪ 1 TL Olivenöl ▪ 1/2 Eigelb ▪ 2 TL Magerquark ▪ je 1 Prise Koriander, Fenchel, Meersalz und Liebstöckel ▪ 1/2 Eiweiß ▪ 1 TL Butterschmalz

1 Die Milch erwärmen, den Haferschrot einstreuen. Den Topf vom Herd nehmen.
2 Die Zwiebel schälen und fein würfeln, im Olivenöl andünsten.
3 Eigelb, Quark und Zwiebelwürfel unter die Hafermasse ziehen und mit Koriander, Fenchel, Salz und Liebstöckel würzen.
4 Das Eiweiß zu steifem Schnee schlagen und locker unter die Hafermasse ziehen. Küchlein formen und im Butterschmalz von jeder Seite 4–6 Min. knusprig braten.
Unser Tipp: Die Zwiebel durch 50 g Spinat oder Mangold ersetzen (kurz blanchieren, abtropfen lassen, fein hacken).

› Haferbratlinge: knusprige Klassiker, raffiniert gewürzt.

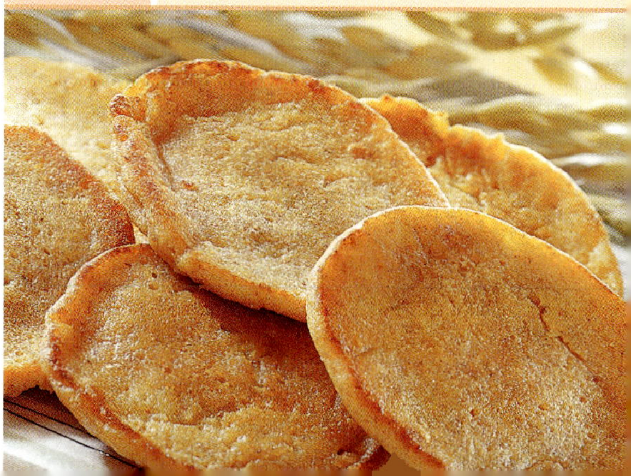

Kohlrabigemüse

1 kleiner Kohlrabi ■ 2 EL Gemüsebrühe oder Wasser ■ je 1 Prise Kräutersalz und Hefeflocken ■ 1 EL saure Sahne ■ 1 TL frische Schnittlauchröllchen

1 Die zarten Blätter der Kohlrabiknolle abschneiden, waschen, fein hacken und beiseite legen. Den Kohlrabi schälen, vierteln, in feine Scheiben schneiden und in der Gemüsebrühe oder dem Wasser in 10 Min. gar dünsten.
2 Mit dem Kräutersalz und den Hefeflocken würzen, die saure Sahne unterrühren und das Gemüse mit dem Schnittlauch und dem Kohlrabigrün garnieren.

Dickmilch mit Früchten

5 EL Dickmilch ■ je 1 Prise Ingwer und abgeriebene Bio-Zitronenschale ■ 1 TL Honig ■ 100 g Erdbeeren oder andere Früchte der Saison ■ 1 TL Leinsamen, geschrotet

1 Die Dickmilch mit dem Ingwer, der Zitronenschale und dem Honig würzen.
2 Die Erdbeeren waschen, 2 Beeren zum Garnieren zurückbehalten. Die restlichen putzen und vierteln, dann mit einer Gabel zerdrücken und in ein Glasschälchen füllen.
3 Die Dickmilch darüber geben, mit Leinsamen und den Erdbeeren garnieren.

Abends

Gurkensalat

1 Prise Kräutersalz ■ 1/2 TL Obstessig ■ 1/2 TL Senf ■ 2–3 EL saure Sahne ■ 150 g Salatgurke ■ 1 TL frisch gehackter Dill

1 Kräutersalz im Essig auflösen. Senf und saure Sahne zugeben und glatt rühren.
2 Die Gurke waschen, evtl. schälen, fein hobeln und mit der Sauce vermischen. Den Dill darüber streuen.

Brote mit Apfel-Meerrettich-Quark

50 g Magerquark ■ 1 EL Milch ■ 1/2 Apfel ■ 1 TL frisch geriebener Meerrettich ■ 1 Prise Meersalz ■ 1 Scheibe Vollkornbrot, 2 Scheiben Knäckebrot ■ 2 TL Butter ■ etwas Petersilie

1 Den Quark mit der Milch glatt rühren. Den Apfel waschen, vom Kerngehäuse befreien, raspeln und unter den Quark mischen. Mit Meerrettich und Salz würzen.
2 Die Brotscheiben mit der Butter bestreichen, den Quark darauf verteilen. Mit der frisch gezupften Petersilie garnieren.

Für morgen vorbereiten: Das Wasser von den an Tag 3 eingeweichten Weizenkörnern abgießen (zum Blumengießen verwenden). Den Weizen zum Keimen stellen (S. 88). 2 EL Haferschrot in 2 EL Wasser einweichen.

Fünfter Aufbautag

Morgens

Nüchtern: Tee

Nussquark-Müsli

Am Vortag eingeweichter Haferschrot ▪ 1 EL Magerquark ▪ 2 EL Dickmilch ▪ je 1 TL Zitronen- und mit Honig gesüßter Sanddornsaft ▪ 1/2 Apfel ▪ 2 gehackte Haselnusskerne ▪ 50 g Brombeeren

1 Quark und Dickmilch mit Zitronen- und Sanddornsaft glatt rühren.
2 Den Apfel waschen, vom Kerngehäuse befreien und raspeln.
3 Alles unter die Hafermasse mischen, mit den Brombeeren garnieren.
Für Hungrige: 1 Vollkornbrötchen mit 1 TL Butter und 1 EL Pflaumenmus

Mittags

Rettichsalat

Je 1 Prise Meersalz und frisch gemahlener weißer Pfeffer ▪ 1 TL Obstessig ▪ 1 EL Sonnenblumenöl ▪ 150 g roter Rettich ▪ 1/2 Zwiebel ▪ 1 TL frische Schnittlauchröllchen

1 Salz, Pfeffer und Essig verrühren, bis das Salz gelöst ist. Das Öl unterrühren.
2 Den Rettich putzen und unter fließendem Wasser gut abbürsten. Fein hobeln.
3 Die Zwiebel fein würfeln. Alle vorbereiteten Zutaten locker mischen.

Hirsotto

30 g Hirse ▪ 100 ml Gemüsebrühe ▪ je 50 g Möhre und Knollensellerie ▪ je 1 Prise Currypulver, getrockneter Liebstöckel und Hefeflocken ▪ 1 TL Butter

› Zum Hirsotto die Tomaten-Zwiebel-Sauce und das Brokkoligemüse zubereiten.

1 Hirse kalt, dann heiß abspülen, gut abtropfen lassen, auf Küchenpapier trockentupfen. 5–10 Min. darren (S. 77).
2 Die Gemüsebrühe zum Kochen bringen. Die Hirse einstreuen und aufkochen, bei schwacher Hitze 15 Min. quellen lassen.
3 Möhre unter kaltem Wasser bürsten, Sellerie schälen. Beides raspeln, noch 8 Min. mitkochen lassen. Das Hirsotto mit Gewürzen und Butter abschmecken.

› Hirse ist kalzium- und eiweißreich – sehr wichtig für Vegetarier.

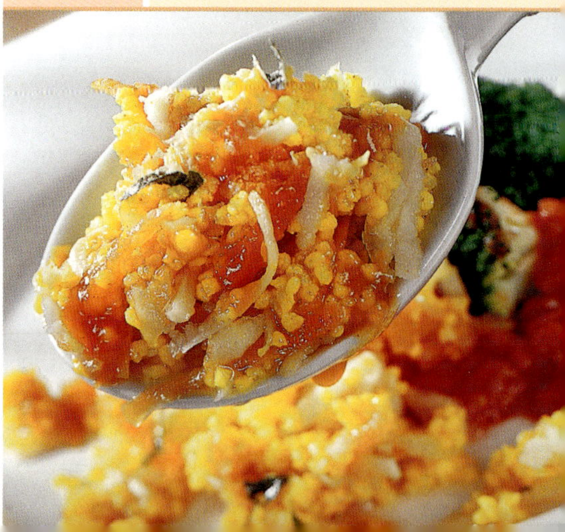

Tomaten-Zwiebel-Sauce

1 kleine Zwiebel ■ 2 EL Gemüsebrühe ■ 1 Tomate ■ Zitronensaft ■ je 1 Prise Meersalz und getrockneter Thymian ■ 1 EL Sahne

1 Die Zwiebel schälen und fein würfeln. Die Gemüsebrühe erhitzen, die Zwiebelwürfel darin 10 Min. dünsten.
2 Die Tomate überbrühen, häuten, vom Stielansatz befreien und würfeln, zur Zwiebel geben und 5 Min. mitdünsten.
3 Mit Zitronensaft, Salz und Thymian abschmecken, die Sahne unterrühren.

Brokkoligemüse

100 g Brokkoli ■ 2 EL Wasser ■ je 1 Prise Meersalz, frisch geriebene Muskatnuss und frisch gemahlener weißer Pfeffer

1 Brokkoli waschen, in Röschen teilen. Stiele schälen, dicke kreuzweise einschneiden.
2 Im leicht kochenden Wasser in 10–15 Min. bissfest garen. Würzen.

Himbeertraum

5 EL Dickmilch ■ 2 TL Sanddornsaft ■ 1 Prise Vanillepulver oder abgeriebene Bio-Zitronenschale ■ 50 g Himbeeren ■ 3 Haselnusskerne

1 Die Dickmilch mit 1 TL Sanddornsaft, der Vanille oder Zitronenschale glatt rühren.
2 3 Himbeeren beiseite legen. Die übrigen zerdrücken, mit 1 TL Sanddorn süßen. Ins Schälchen geben. Mit Dickmilch, übrigen Himbeeren, gehackten Nüssen garnieren.

Abends

Chicoréesalat

1 Staude Chicorée ■ 1/2 Apfel ■ 1 Salatblatt ■ 1 TL Zitronensaft ■ je 1 EL saure Sahne und Tomatenketchup ■ 1 Msp. frisch geriebener Meerrettich ■ je 1 Prise Meersalz und weißer Pfeffer ■ 2 Walnusskerne ■ 1 Scheibe Vollkornbrot ■ 1 TL Butter ■ 20 g Camembert ■ 2 Scheiben Knäckebrot

1 Chicorée waschen, halbieren und vom Strunk befreien. In feine Streifen schneiden. Den Apfel waschen, halbieren, vom Kerngehäuse befreien, in feine Spalten schneiden.
2 Beides auf dem Salatblatt anrichten, mit etwas Zitronensaft beträufeln.
3 Die saure Sahne mit Ketchup, geriebenem Meerrettich, übrigem Zitronensaft, Salz und Pfeffer verrühren und über den Salat träufeln; mit den Nüssen garnieren.
4 Vollkornbrot mit Butter und Camembert bestreichen. Das Knäckebrot pur essen.

Für morgen vorbereiten: Die Weizenkeime fürs Vital-Müsli (6. Aufbautag) abspülen, leicht feucht zugedeckt stehen lassen. 1 TL Rosinen waschen und in 1 EL Wasser einweichen.

Sechster Aufbautag

Morgens

Nüchtern: Tee

Vital-Müsli

2–3 EL Dickmilch ▪ je 1 TL Zitronen- und mit Honig gesüßter Sanddornsaft ▪ 1 kleiner Pfirsich oder Apfel ▪ am Vortag eingeweichte Rosinen ▪ 2 EL Weizenkeimlinge ▪ 1 TL Leinsamen geschrotet

1 Die Dickmilch mit den Säften verrühren, in ein Glasschälchen geben.

2 Den Pfirsich/Apfel waschen, abtrocknen, halbieren, von Stein/Kerngehäuse befreien, in feine Spalten schneiden. Rosinen abtropfen lassen, Keimlinge gut spülen. Alles über die Dickmilch geben, das Müsli mit dem Leinsamen bestreuen.

Für Hungrige: Vollkornbrötchen mit korsischem Brotaufstrich (Rezept S. 85)

› Mit dem fruchtigen Vital-Müsli starten Sie fit in den Tag.

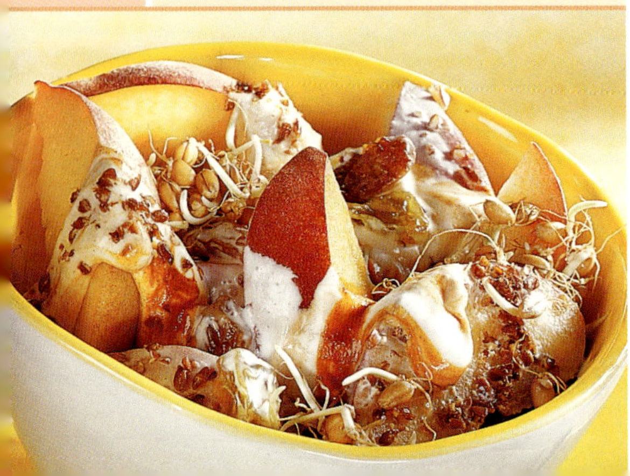

Mittags

Kohlrabirohkost

1 kleiner Kohlrabi ▪ 1 TL Rapsöl ▪ 2 EL saure Sahne ▪ 1–2 TL Zitronensaft ▪ 1 Prise Meersalz ▪ 1/2 TL gehackter Dill ▪ 1 TL Kokosraspel

1 Den Kohlrabi waschen und schälen, zarte Kohlrabiblättchen fein hacken. Das Fruchtfleisch vierteln und fein hobeln.

2 Öl, saure Sahne, Zitronensaft und Salz verrühren, über den Kohlrabi geben. Mit Dill, Kokos und Kohlrabigrün bestreuen.

Bircher-Kartoffeln

200 g Kartoffeln ▪ 1 TL Olivenöl ▪ je 1 Prise Majoran und Kräutersalz ▪ 1/2 TL Kümmel

› Die Quarksauce (rechts) dazu reichen.

1 Den Backofen auf 200 °C vorheizen. Die Kartoffeln unter kaltem Wasser abbürsten. Die Hälfte des Backblechs mit Öl einpinseln und mit einem Teil der Gewürze bestreuen.

2 Die Kartoffeln längs halbieren, mit der Schnittfläche aufs Backblech setzen, ölen, würzen und 25–30 Min. im Ofen garen.

Unser Tipp: Sie können die Kartoffeln auch in einer Pfanne mit Deckel auf dem Herd garen (30 Min. bei schwacher Hitze). Schneller geht's, wenn Sie die Kartoffeln vor dem Garen der Länge nach vierteln.

Grüne Quarksauce

2 EL Magerquark ▪ 1 EL Milch ▪ 1 TL Leinöl ▪ 1–2 EL frisch gehackte Kräuter (z. B. Petersilie, Schnittlauch, Estragon, Zitronenmelisse, Borretsch, Liebstöckel) ▪ 1 Prise Kräutersalz ▪ etwas Obstessig

Quark mit Milch und Öl glatt rühren. Die Kräuter mit dem Salz unter die Quarkmasse ziehen. Mit Essig abschmecken.

Obstsalat

1 kleine Orange ▪ 1 kleiner Apfel ▪ je 1 TL Zitronen- und Sanddornsaft ▪ 1 EL Brombeeren

1 Die Orange schälen, in Spalten teilen, die Spalten klein schneiden.
2 Den Apfel waschen, vierteln, vom Kerngehäuse befreien und fein hobeln. Orange und Apfel in ein Schälchen geben.
3 Den Zitronensaft mit dem Sanddorn verrühren und über den Salat träufeln. Die Brombeeren waschen und darüber streuen.

Abends

Tomatensalat

1 große Tomate ▪ 1 Salatblatt ▪ 1 EL saure Sahne ▪ etwas Zitronensaft ▪ je 1 Prise Kräutersalz und frisch gemahlener weißer Pfeffer ▪ 1 TL klein gezupftes Basilikum

1 Die Tomate waschen, vom Stielansatz befreien und in Scheiben schneiden. Das Salatblatt waschen, trockentupfen, die Tomatenscheiben darauf anrichten.
2 Die saure Sahne mit Zitronensaft und Gewürzen verrühren, über die Tomate geben. Das Basilikum darüber streuen.

Roquefortbirne

1 reife Birne (Williams Christ) ▪ etwas Zitronensaft ▪ 2 EL Roquefortkäse ▪ 2 EL Magerquark ▪ 1 EL Milch ▪ je 2 Himbeeren und Walnusskerne ▪ 1 Zweig Dill ▪ 1 Scheibe Vollkornbrot ▪ 2 Scheiben Knäckebrot

1 Die Birne waschen und halbieren. Das Kerngehäuse mit einem spitzen Teelöffel herausschaben. Die Birnenhälften mit dem Zitronensaft beträufeln.
2 Den Roquefort mit einer Gabel zerdrücken, den Quark untermischen, eventuell mit etwas Milch glatt rühren. Die Käsemischung in die Birnenhälften füllen.
3 Mit den Himbeeren, den Nüssen und dem Dillzweig garnieren. Das Vollkorn- und Knäckebrot dazu essen.

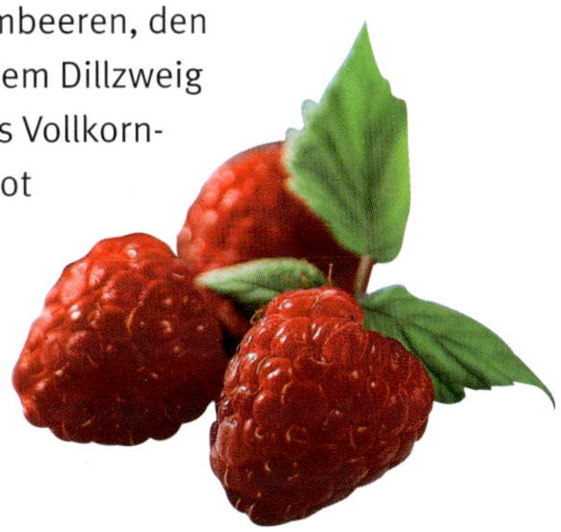

FAHRPLAN DURCH DIE AUFBAUTAGE

Erster Tag	425 Kalorien/1785 Joule	Das ist heute wichtig
Morgens	Morgentee	Dehnen und strecken, genüsslich gähnen
Vormittag	Fastenbrechen: 1 gut reifer oder gedünsteter Apfel	Sich Zeit nehmen, meditativ essen (S. 22), genießen
Mittag	Kartoffel-Gemüse-Suppe	Sich Ruhe gönnen, liegen, den Bauch wärmen
Nachmittag	Trinken!	Nahrungspause! Bewegung
Abend	Tomatensuppe, Buttermilch mit Leinsamen, Knäckebrot	Backobst für morgen einweichen
Zweiter Tag	720 (840) Kalorien/3025 (3530) Joule	
Morgens	Tee/Sauerkrautsaft/Molke; Backpflaumen/Feige; Weizenschrotsuppe, (Kräuterquark, Knäckebrot)	Aufwärmen mit Bewegung (S. 42 bis 54), langsam Löffel für Löffel essen
Vormittag	Trinken!	Nahrungspause!
Mittag	Blattsalat, Pellkartoffeln, Möhrengemüse, Joghurt mit Sanddorn und Leinsamen	Langsam und genüsslich essen; sich Ruhe gönnen, liegen, Wärme
Nachmittag	Trinken: Teestunde!	Nahrungspause!
Abend	Möhrenrohkost, Getreide-Gemüse-Suppe, Dickmilch mit Leinsamen, Knäckebrot	Bewegung und frische Luft! Trockenobst und Haferschrot für morgen einweichen
Dritter Tag	870 (980) Kalorien/3655 (4115) Joule	
Morgens	Morgentee; Backpflaumen/Feige, Hafermüsli oder Getreide-Gemüse-Suppe (S. 27); (Tomatenquark, Knäckebrot)	Morgenspaziergang; Trinken! Bewusst essen (S. 21)
Vormittag	Trinken!	Nahrungspause!
Mittag	Rote-Bete-Frischkost, Naturreis neapolitanische Art, Zucchini-Tomaten-Gemüse, Apfelquark	Intensiv kauen, Geschmacks-werte entdecken
Nachmittag	Trinken!	Nahrungspause!
Abend	Sauerkrautsalat, Vollkorn- und Knäckebrot mit körnigem Frischkäse	Roggenschrot und Trockenobst für morgen einweichen

Zusatzmahlzeiten stehen in Klammern; die höheren Kalorien/Joule-Angaben in Klammern für den jeweiligen Tag ergeben sich daraus.

Vierter Tag	1040 (1150) Kalorien/4370 (4830) Joule	Das ist heute wichtig
Morgens	Morgentee; Backpflaumen/Feige; Roggen-Apfel-Müsli (Kräuterfrischkäse, Vollkornbrot)	Bewegung, Dehnen und Aufwärmen; Sättigungsgefühl beobachten
Vormittag	Trinken!	Nahrungspause! Bewegung
Mittag	Sellerierohkost, Haferbratlinge, Kohlrabigemüse, Dickmilch mit Früchten	Ruhen oder 1000 Schritte tun
Nachmittag	Trinken!	Nahrungspause! Bewegung
Abend	Gurkensalat, Vollkorn- und Knäckebrot mit Apfel-Meerrettich-Quark	Haferschrot einweichen
Fünfter Tag	1100 (1420) Kalorien/4620 (5965) Joule	
Morgens	Kräuter- oder leichter Schwarztee; Nussquark-Müsli; (Vollkornbrötchen, Butter, Feigen- oder Pflaumenmus)	Weiter Leinsamen, falls Stuhl zu fest ist; Zusatzmahlzeit nötig?
Vormittag	Trinken! (Mineralwasser)	Nahrungspause!
Mittag	Rettichsalat, Hirsotto mit Tomaten-Zwiebel-Sauce und Brokkoligemüse, Himbeertraum	Stehen lassen, was zu viel ist
Nachmittag	Trinken!	Nahrungspause! Bewegung
Abend	Chicoréesalat, Vollkornbrot, Knäckebrot, Camembert	Jeden Bissen 35-mal kauen!
Sechster Tag	1300 (1520) Kalorien/5460 (6385) Joule	
Morgens	Morgentee; Vital-Müsli (Vollkornbrötchen, korsischer Brotaufstrich)	Aufwärmgymnastik; jeden Bissen gut einspeicheln
Vormittag	Trinken!	Nahrungspause!
Mittag	Kohlrabirohkost, Bircher-Kartoffeln mit grüner Quarksauce, Obstsalat	Sättigungsgefühl beobachten
Nachmittag	Trinken!	Nahrungspause! Bewegung
Abend	Tomatensalat, Roquefortbirne, Vollkorn- und Knäckebrot	Zeit zum Essen nehmen, genießen

Alle Rezepte (Anleitungen ab S. 25) sind für 1 Person berechnet.

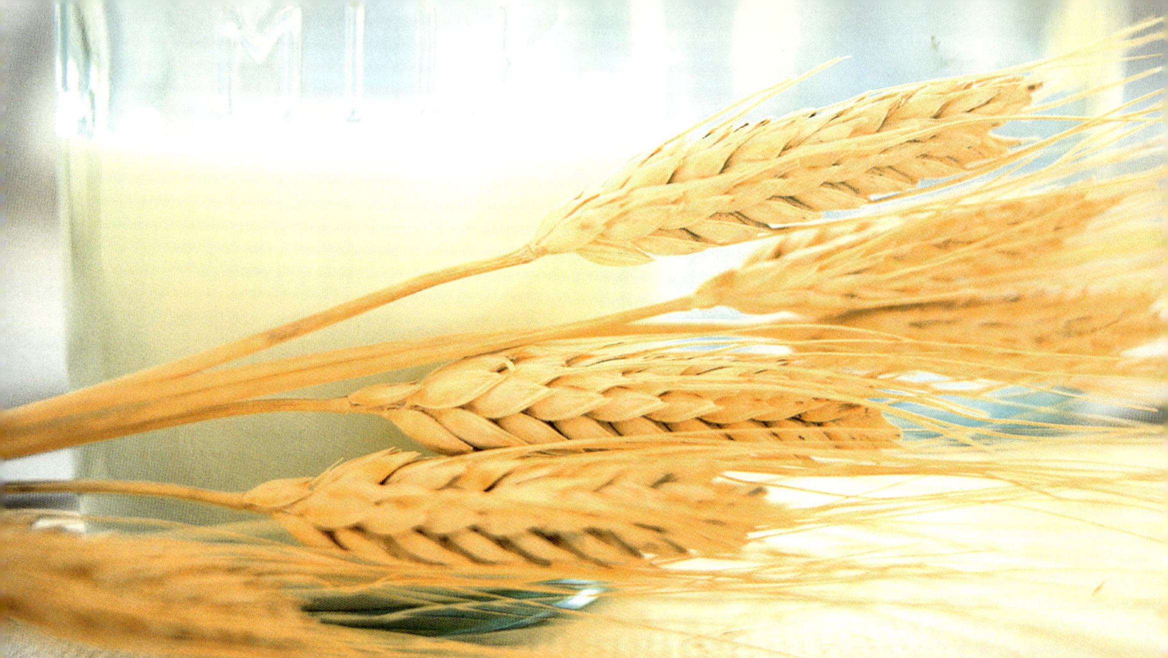

Was tun bei Lebensmittelunverträglichkeiten?

Ohne es zu wissen, leiden immer mehr Menschen unter einer Lebensmittelunverträglichkeit, unter anderem weil unsere Nahrung zunehmend chemisch behandelt wird. Kopfschmerzen, Hautekzeme (Neurodermitis) oder rheumatische Schmerzen – wenn diese Beschwerden im Fasten weg waren, stärkt das den Verdacht, dass sie lebensmittelabhängig sind. Allergische Sofortreaktionen, etwa Hautjucken, Schwellungen der Schleimhäute oder Magen-Darm-Beschwerden, treten kurz nach dem Essen auf. Schwierig zu identifizieren sind dagegen so genannte Spätauslöser, die erst nach 6 bis 48 Stunden Beschwerden auslösen – wenn sie verstoffwechselt sind. Nur der Betroffene kann sie ermitteln. In meiner Praxis habe ich oft erlebt, dass Menschen durch das Weglassen des Nahrungsmittels völlig beschwerdefrei wurden.

Ihre Chance: die Nachfastenzeit

Besteht in Ihrer Verwandtschaft eine Nahrungsmittelintoleranz, könnten Sie diese geerbt haben – nicht unbedingt mit dem gleichen Auslöser. Oft mag man gerade diese Lebensmittel besonders; der geschmackliche Spürsinn warnt uns hier leider nicht!

Und so gehen Sie vor: Zunächst gewöhnen Sie in den Aufbautagen Ihren Körper schonend an Nahrung – indem Sie die vier häufigsten Auslöser durch andere Lebensmittel ersetzen. Dann nehmen Sie Milchprodukte hinzu und beobachten vier Tage lang die Reaktion Ihres Körpers. Als Nächstes nehmen Sie wieder vorsichtig, in kleinen Mengen, Getreideprodukte aus Weizen, Roggen, Hafer, Gerste hinzu und beobachten sich vier Tage. Das Gleiche dann mit Fleisch, Wurst und Eiern, schließlich Haselnüsse und etwas Schokolade.

Allergische Reaktionen nach dem Genuss von Obst oder Gemüse sind ebenfalls möglich. Häufig sind sie jedoch darauf zurückzuführen, dass die Lebensmittel mit Dünge- oder Spritzmittel belastet sind.

Kopieren Sie sich den Fahrplan durch die Aufbautage (S. 36/37) und ändern ihn entsprechend den Angaben rechts.

Allgemein gilt: Trinken Sie in den Aufbautagen – auch morgens – nur Wasser! Nur Bio-Lebensmittel verwenden. Brotsorten nur aus Mais, Dinkel, Reis, Quinoa!

1. Aufbautag: Fastenbrechen mit einem gedünsteten, geschälten Bio-Apfel. Abends etwas mehr Tomatensuppe – ohne Buttermilch. Leinsamen erst zufügen, nachdem Sie von der Suppe gegessen haben.

2. Aufbautag: Mittags Apfelkompott statt Joghurt. Abend-Suppe mit Reis/Quinoa/Amaranth. Statt Dickmilch: Reismilch.

3. Aufbautag: Mittags statt Apfelquark Apfelkompott mit 3 Walnüssen.
Abends Pflanzenmargarine statt Butter, Sojaquark/Seidentofu statt Frischkäse.
Vorbereiten: Dinkel- statt Roggenschrot.

4. Aufbautag: Morgens Apfel-Müsli mit Dinkel, Reismilch statt Dickmilch, Walnüsse statt Haselnüsse. Mittags Bratlinge mit Dinkel statt Hafer. Abends Margarine statt Butter. Für den Apfel-Meerrettich-Quark Sojaquark nehmen.

5. Aufbautag: Ab heute nehmen Sie in kleinen Mengen (!) Butter (nicht erhitzt); Quark und Käse aus Rohmilch; Sauermilch und Dickmilch, am besten aus Rohmilch. Auch Ziegen- oder Schafsmilch können probiert werden.

WICHTIG !

IM ZWEIFEL ZUM ARZT!

Ungeklärte Beschwerden gehören in professionelle Hände! Mit längerem Fasten in einer Fachklinik können ernährungsbedingte Beschwerden behandelt werden. Im Anschluss wird dort getestet, ob die Beschwerden mit Lebensmitteln in Verbindung stehen. Adressen Seite 123.

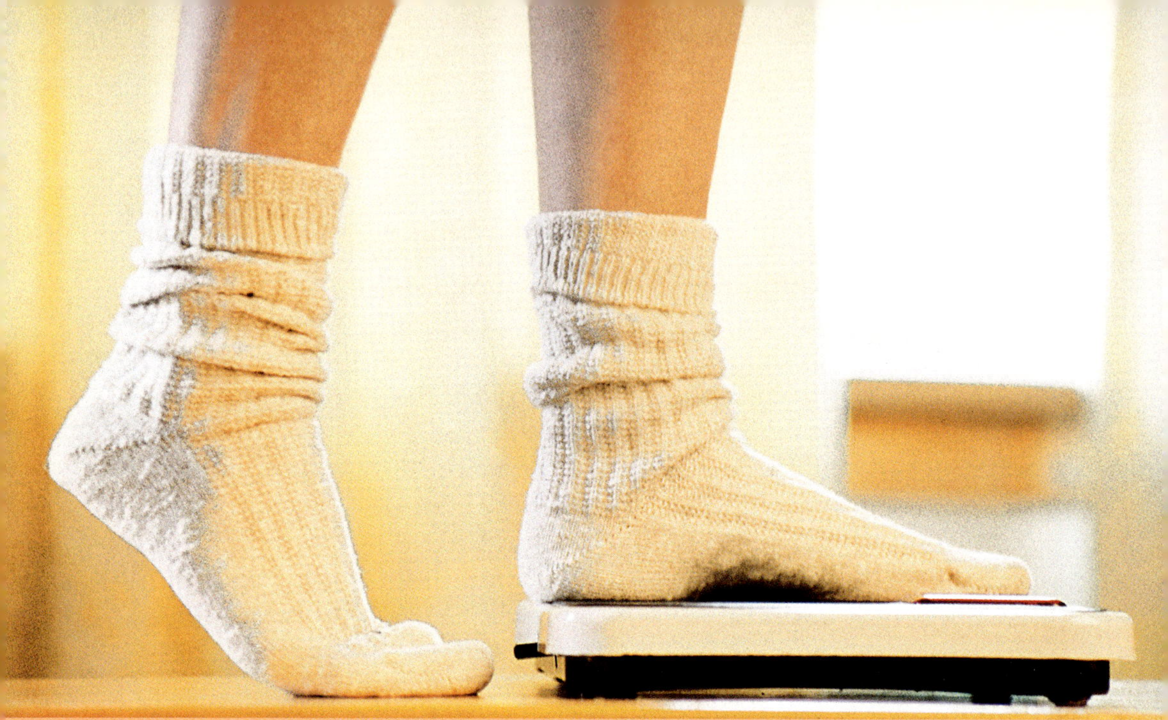

Hilfen für die Nachfastenzeit

Die Nachfastenzeit beginnt nach den Aufbautagen. Sie kann kurz und ergebnisarm sein, wenn Sie rasch wieder auf die alten Geleise Ihrer Lebensgewohnheiten kommen. Sie kann aber auch lang und erfolgreich für Sie sein, wenn Sie Ihre Essgewohnheiten umstellen und sich auf Dauer vollwertig ernähren. Zur Nachfastenzeit gehört aber auch die kritische Auseinandersetzung mit Lebensweise, Berufswelt, Traditionen der Familie und Denkklischees unserer Gesellschaft.

Wie halte ich mein Gewicht?

Seien Sie nicht enttäuscht, wenn die Waage während der Aufbautage zunächst wieder einen Aufwärtstrend zeigt. Sie wissen, dass die Entwässerung und die fehlende Darmfüllung im Fasten nun wieder ausgeglichen werden. Ein bis zwei Kilo Gewichtszunahme während der Aufbautage sind also völlig normal. Wichtig sind nun klare Zielvorstellungen.

Ein Ziel setzen

Fragen Sie sich nach Ihren Zielen:

- Ich will mein Gewicht halten (… kg).
- Ich will weiter abnehmen: wie viel bis wann? (… kg in … Wochen/Monaten.)
- Sehr hilfreich: Ich lege ein Datum fest: Zu Weihnachten, Geburtstag oder Urlaubsbeginn will ich mein Wunschgewicht erreichen (… kg).

Was aber heißt »Wunschgewicht«? Prüfen Sie bitte, um wessen Wunsch es geht: Ihren eigenen, den Ihres Partners? Folgen Sie einem Traum, der Ihnen vielleicht gar nicht entspricht? Das so genannte Normalgewicht entspricht dem statistischen Durchschnitt einer großen Zahl Menschen. Sind Sie denn ein Durchschnittsmensch?

Einfache Regeln, die helfen

Nach Ihren Erfahrungen in Fasten und Aufbauzeit werden Ihnen die folgenden Empfehlungen nun leicht fallen.

Das Wiegen zur Gewohnheit machen: Wiegen Sie sich täglich oder wöchentlich. Wichtig: Schreiben Sie Ihr Gewicht einmal in der Woche auf. Die Karte, auf der Sie Ihr Zielgewicht eingetragen haben, liegt samt einem Stift neben der Waage.

Weglassen können: Sie haben während der Fasten- und Aufbauzeit zu verzichten gelernt. Verzichten Sie auch jetzt auf jedes Zuviel, schon beim Einkauf: Nie hungrig einkaufen und stets nach Einkaufszettel.

- Meiden Sie Dickmacher, essen Sie weniger Fett; die Hälfte von dem, was Sie früher gegessen haben, ist genug! Machen Sie verstecktes Fett in den Produkten ausfindig (Prozentangaben auf den Packungen, Kalorientabelle).
- Seien Sie bei raffiniertem Zucker sehr sparsam; besser noch: Lassen Sie ihn weg!
- Seien Sie vorsichtig mit Weißmehl und allem, was daraus gemacht wird: Teigwaren, Kuchen, Gebäck, Semmeln, Brot.
- Fleisch und Wurst höchstens zweimal in der Woche, dafür einmal Fisch!
- Beim Kochen wenig Salz verwenden! Würzen Sie mehr mit Küchenkräutern; salzen Sie bei Tisch nicht nach.
- Alkohol und süße Getränke haben viele Kalorien. Alkohol kann zudem leicht vom Genussmittel zum Suchtmittel werden. Genießen Sie ihn bewusst und in Maßen. Lassen Sie Limonaden und Ähnliches für immer weg!

Vollwertig und bewusst essen: Wenig – vollwertige – Nahrung ist genug; in den Aufbautagen haben Sie es erlebt.

- Nie nebenbei oder zwischendurch essen. Nahrungspausen sind Erholung für Magen und Darm (S. 54). Kauen Sie jeden Bissen, bis er flüssig ist: 35-mal. Lassen Sie stehen, was zu viel ist (siehe S. 15).

Gesunde Durstlöscher wählen: Trinken Sie in den Nahrungspausen reichlich Wasser oder Kräutertee (ab S. 58). Das hilft auch gegen Hunger. Kaffee ist zum Genießen da: maßvoll!

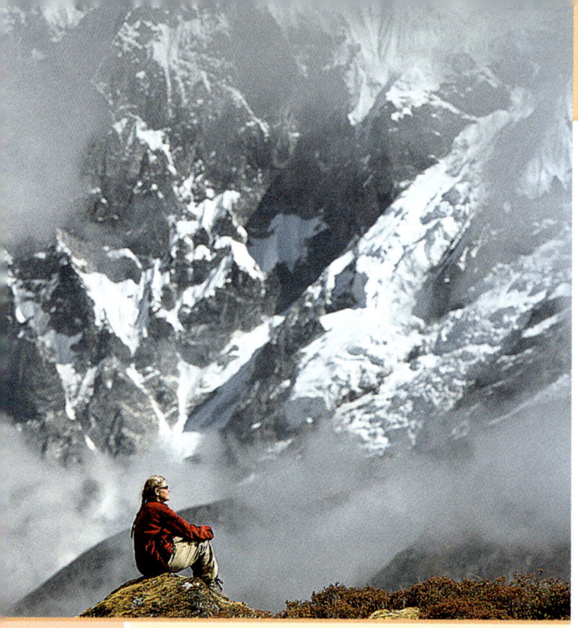

Gewinnen Sie Überblick:
Was brauchen Sie wirklich?

Verzicht-Training

»Ich habe während des Fastens erstaunlich gut auf bestimmte Dinge verzichten können – was war es genau?«
Schreiben Sie auf, was Ihnen im Alltag lieb war: Kaffee, Tee, Tabak, Kuchen, Eis, Schokolade, Pralinen, Kekse, Salzgebäck, Knabbersachen aus der Tüte, Kaugummi, Bier, Wein, Schnaps, Häppchen, Fernsehknabbereien; auch das, was Ihnen angeboten wurde. Wie war es mit Tageszeitung, Radio, Fernsehen, Telefon?

Ziehen Sie Bilanz:

- Ich konnte im Fasten auf viel/allerhand/wenig verzichten. War das während der Aufbautage anders als im Fasten?
- Wie lange blieb mir die Fähigkeit, etwas nicht zu brauchen, nein zu sagen?

Setzen Sie Ihr Verzicht-Training in der Nachfastenzeit fort. Aber vermerken Sie nur den gelungenen Verzicht. Vergessen Sie zunächst, was noch zu tun bleibt.
Für jeden Verzicht loben Sie sich. Ärgern Sie sich nicht, wenn Sie einmal einer Versuchung nicht widerstehen konnten – konzentrieren Sie sich auf das, was Ihnen schon gelungen ist!

Lust auf Bewegung

Wie viel Bewegung braucht der Körper, um »satt« zu sein und fit zu bleiben?
Im Fasten haben Sie deutlicher als sonst gespürt, wann Ihr Körper Ruhe brauchte, wann Bewegung. Sie haben erlebt, dass es nicht nur Hunger nach Essen gibt, sondern auch nach anderen lebenswichtigen Dingen: Liebe, Nähe – und Ausarbeiten an frischer Luft. Auch ohne Essen konnten Sie viele Bedürfnisse stillen.
Überrascht haben Sie entdeckt, dass Kraftentfaltung nicht vom Essen abhängt (im Gegenteil: Ein voller Bauch bewegt sich nicht gern). Trotz langer Nahrungspause wuchs Ihre Leistungsfähigkeit. Aus gespeicherter Nahrung und Kraftreserven Ihres Körpers konnten Sie im Fasten leben.
Auch nach dem Fasten gilt: Leistung erreichen Sie nur mit Training. Muskeln bauen Sie durch Bewegung auf – nicht durch Essen. Ab Seite 43 finden Sie bewährte Tipps sowie Konzepte zu Bewegung und Entspannung, die in Fasten- und Nachfastenzeit sowie im Alltag helfen können.

DEN BEWEGUNGSBEDARF DECKEN

Die Faustregel für genug Bewegung: Jeden Tag an die frische Luft, täglich 1-mal ins Schwitzen, außer Atem kommen. So meistern Sie übrigens auch Essprobleme viel leichter, denn Bewegung sättigt. Beobachten Sie mal, wie viel von Ihrem »Hunger« nach einer flotten Runde noch übrig ist! Die richtige Zeit für intensive Bewegung ist in den Nahrungspausen, nicht kurz vor oder nach dem Essen!
Ihre Ideen zu mehr Bewegung schreiben Sie am besten auf ein Blatt Papier. Überlegen Sie:

WAS WILL ICH TÄGLICH TUN?

Morgens aufwärmen: Schon im Bett genüsslich alle Glieder dehnen, ausgiebig gähnen, Rad fahren in der Luft ... Aufstehen, die Gelenke lockern und dehnen, den Kopf sanft kreisen lassen (siehe Buchtipps auf S. 122).
Gehen: Am Morgen beobachten, wie die Stadt, der Wald ... zum Leben erwacht. Zu Fuß zur Bushaltestelle, zum Markt gehen. Eine flotte Abendrunde genießen. Jeden Tag sollten Sie mindestens 20 Minuten zügig gehen – möglichst auch bergauf, denn das stärkt Muskeln und Kondition.
Eingeschliffene Bequemlichkeiten verlassen: Nehmen Sie das Fahrrad für den Weg zur Arbeit; bringen Sie die Kinder mit dem Rad zur Schule, nehmen Sie die Treppe statt den Lift. Sicher fällt Ihnen noch mehr ein!
Arbeitspausen nutzen: Machen Sie einen zügigen Gang an der Luft, statt nur zu sitzen, zu essen, Kaffee zu trinken. Vielleicht geht ja jemand mit: Im Gehen lässt es sich besonders gut plaudern! Außerdem macht Bewegung kreativ und baut Stresshormone ab. Im Büro immer wieder mal aufstehen, sich am geöffneten Fenster dehnen, einige Schritte laufen.
(Feier-)Abend! Jetzt sollte Ihre einzige Bewegung nicht die aufs Sofa sein: Drehen Sie noch eine Runde – zu Fuß! Radeln Sie zum Einkaufen. Arbeiten Sie noch etwas im Garten. Das macht nach einem langen Tag auch den Kopf wieder frei.

WAS WILL ICH 1- BIS 2-MAL PRO WOCHE ODER ÖFTER TUN?

Regelmäßiges Ausdauertraining (siehe S. 45): Joggen Sie am Fluss entlang, durch den Wald, gehen Sie zum Walking, schwimmen Sie ausgiebig ... Dabei aber immer auf Erschöpfungssignale Ihres Körpers achten, Pausen einlegen. Ganz wichtig: Der Atem soll frei fließen können (sobald Sie den Mund zum Atmen öffnen müssen, überfordern Sie sich). Ihr »Hunger« nach Bewegung wird mit regelmäßigem Training immer weiter wachsen!
Gemeinsam in Bewegung: Wer ließe sich in der Freizeit zum Mitmachen animieren? Finden Sie Partner zum Wandern, für Ballspiele, alles, was richtig Spaß macht! Häufig geben Gleichgesinnte Kleinanzeigen in der Tageszeitung auf.

Viermal Bewegung und Entspannung

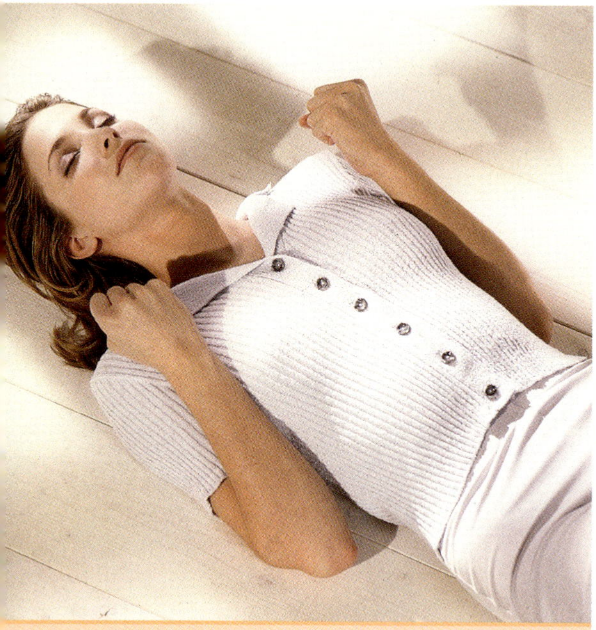

FELDENKRAIS

Sich selbst neu entdecken: Feldenkrais macht eingefahrene Haltungs-, Bewegungs- und Denkgewohnheiten bewusst und bringt Körper und Geist in ihre natürliche Balance. Benannt wurde die Methode nach ihrem Begründer Moshe Feldenkrais. In Ihrer Nähe gibt es mit Sicherheit ein Kursangebot, schauen Sie in die Tageszeitung, fragen Sie bei der Volkshochschule nach. Mit dem Erlernen neuer Bewegungsmuster wird es Ihnen auch möglich, neue Lebensmuster zu finden, Alternativen zu erkennen und zu nutzen.

AUTOGENES TRAINING

Eine der wirksamsten Selbsthilfemethoden (autogen = selbst erzeugt) zum Abschalten und Entspannen: Bei den Ruhe-, Schwere-, Wärme- und Atemübungen sagen Sie Ihrem Körper in kurzen, klaren Sätzen, wie's geht. Von den Zehenspitzen bis zum Scheitel spüren Sie Blockaden auf und lösen sie. Wichtig ist, dass Sie regelmäßig üben – mit einem Buch oder in einem Volkshochschulkurs. Dann haben Sie ein Mittel, um gut einzuschlafen oder zwischendurch aufzutanken.

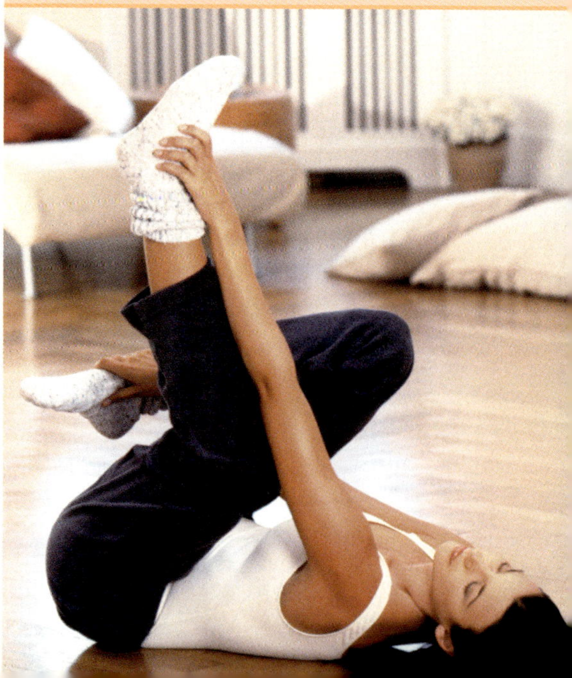

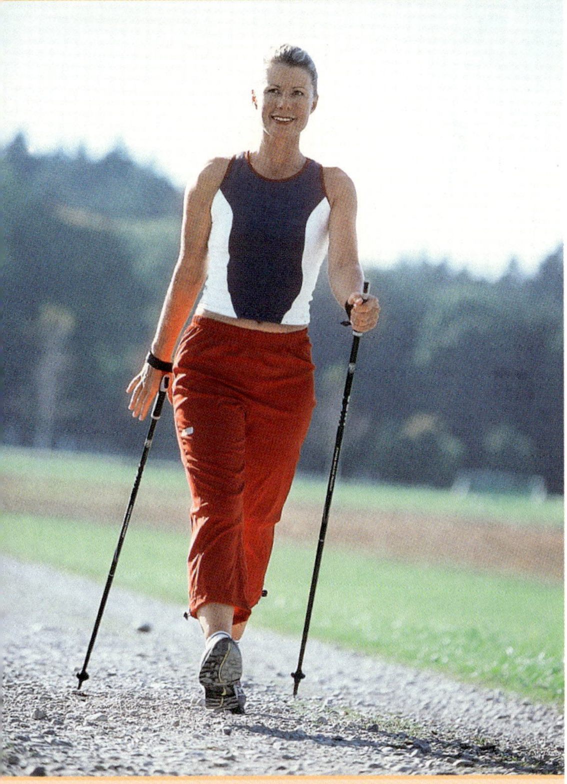

YOGA

Die jahrtausendealte indische Bewegungskunst wird bei uns zu Recht immer beliebter. Yoga stärkt die Muskeln, entspannt, macht geschmeidig und locker, unterstützt die Durchblutung, lässt den Atem wieder frei fließen, macht die Haut schön rosig … und ist für alle geeignet. Im Bild eine Vorbeuge-Übung, die kräftigt, entspannt und erfrischt. Gute Yoga-Kurse gibt es überall! Dort können Sie die richtigen Übungspositionen und Bewegungsabläufe genau erlernen, um sie dann auch regelmäßig zu Hause zu machen.

AUSDAUERTRAINING

Walking, Nordic Walking, Schwimmen: So heißen die sanften Favoriten für Ausdauer und Schlankbleiben. Schon nach wenigen Minuten schaltet der Stoffwechsel um: Jetzt wird effektiv überflüssiges Fett verbrannt und Muskulatur aufgebaut. Ausdauertraining macht auch den Kopf frei, hebt die Stimmung und lässt den Atem gut fließen. Gemeinsam macht's mehr Spaß: Gleichgesinnte finden Sie in einem Sportverein in Ihrer Nähe oder im Anzeigenteil der aktuellen Tageszeitung.

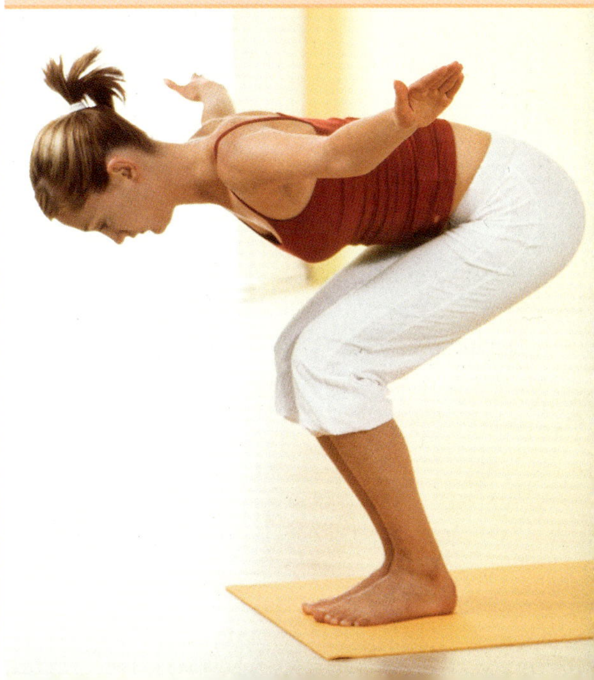

Sich Ruhe gönnen

Im Fasten verlangte Ihr Körper auch zu ungewohnten Zeiten nach Ruhe. Überlegen Sie, was sich dabei als wohltuend für Sie erwiesen hat.
Übernehmen Sie Ihre guten Erfahrungen in den Alltag. Entspannen Sie nach dem Sport oder anstrengender Tätigkeit auf einer Gymnastikmatte. Legen Sie die Beine hoch, wenn Sie lange stehen oder sitzen mussten. Das entstaut und wirkt Rückenschmerzen entgegen. Wenn möglich, halten Sie ein Mittagsschläfchen. Legen Sie sich nach der Arbeit zehn Minuten hin, entspannen oder machen Autogenes Training (S. 44; Buchtipps S. 122); gehen Sie früher zu Bett. Nehmen Sie die natürlichen Bedürfnisse Ihres Körpers ernst.

> Ausruhen, entspannen, aufatmen.
> So kommt die gute Laune wieder!

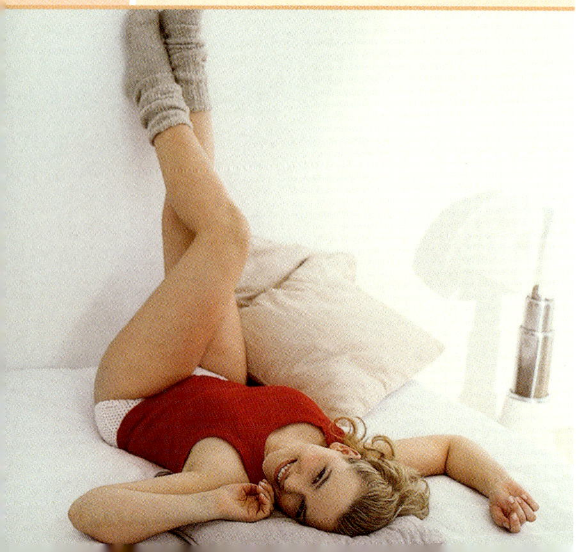

Die Haut pflegen

Ihre Haut durfte während des Fastens aufatmen; sie schwitzte aus, was überflüssig oder übel war, sie bekam Luft und Sonne, wurde geduscht, gebürstet und geölt. Sie dankt es Ihnen mit frischem, straffem Aussehen.
Denken Sie daran: Ihre Haut ist ein großes Ausscheidungsorgan, das Sie auch weiterhin gesund halten sollten. Fragen Sie sich, was Sie ab jetzt täglich für Ihre Haut tun wollen:

- Nehme ich mir genug Zeit zur Hautpflege? Sollte ich einfach fünf Minuten früher aufstehen, um Stress zu vermeiden?
- Die warme Dusche schließe ich ab mit einem kalten Strahl über den ganzen Körper (siehe rechte Seite). Das sorgt für eine gute Durchblutung der Haut.
- Regen Sie die Hautfunktionen an, indem Sie sich z. B. nach dem Duschen sanft kreisend abbürsten (alle Gliedmaßen, zum Herzen hin).
- Nach der Reinigung braucht die Haut Pflege. Ölen Sie die noch feuchte Haut ein. Reine, pflanzliche Öle ziehen gut ein und verstopfen nicht die Poren.
- Wählen Sie biologisch erzeugte Kosmetika mit hautverträglichen Inhaltsstoffen (Naturkostladen oder Reformhaus).
- Lassen Sie Sonne und Luft an Ihre Haut, nicht nur im Urlaub! Achten Sie aber darauf, Sonnenbrand zu vermeiden, der Ihrer Haut dauerhaft schaden kann.

Kaltreiz ist Lebensreiz

Im Fasten halfen kalte Reize bei kleinen Flauten: Morgens eine Hand voll Wasser ins Gesicht vertrieb Schwindel und Müdigkeit; die Unterarme ins kalte Wasser halten machte wach und gut gelaunt. Abends tat eine Prießnitz-Auflage gut (siehe »Wie neugeboren durch Fasten«). Auch ist es ein unbeschreiblicher Lebensreiz, morgens barfuß über eine taunasse Wiese zu laufen, im Winter durch den Schnee. Unser Organismus braucht solche trainierenden Reize: Sie halten den Körper wach und stärken die Abwehrkräfte, stabilisieren den Kreislauf, entspannen und fördern guten Schlaf.

Kalter Guss: ein Genuss!

Nach der warmen Dusche erfrischt ein kalter Guss: Beim rechten Fuß beginnen, den Strahl an der Außenseite des Beins bis zur Hüfte laufen lassen, an der Innenseite wieder hinunter; das Gleiche beim linken Bein. Nun von der rechten Hand über die Schultern bis zur linken Hand und zurück. Nach einem Saunabesuch sollte ein kalter Guss selbstverständlich sein. Für die Menschen im hohen Norden ist die Verbindung von ausgiebigem Aufwärmen, Schwitzen und kaltem Wasser unentbehrlich!
Wichtig: Kalte Güsse 1/2 Stunde vor bzw. 1 Stunde nach dem Essen. Danach wieder gut aufwärmen!

Wichtig: Ausscheidung und Ausleitung

Im Fasten, der Zeit der großen Entschlackung, haben Sie als Grundlage für den Erfolg alle Ausscheidungsvorgänge gefördert. Obwohl der Körper in der Nachfastenzeit auf Einfuhr umschaltet, bleibt auch die Ausfuhr lebensnotwendig. Bewegung (ab S. 42) und intakte Ausscheidung verhindern, dass Gewebe und Gefäße erneut verschlacken, dass Kopf- und Gliederschmerzen zurückkehren.

Reinigung von innen

Sorgen Sie auch weiterhin dafür, regelmäßig ins Schwitzen zu geraten (in atmungsaktiver Kleidung!). Versorgen Sie Ihre Lunge mit Frischluft: Lüften Sie Ihre Räume gut, besonders Ihr Schlafzimmer! Trinken Sie, auch wenn Sie keinen Durst verspüren; vor allem, wenn Ihr Urin dunkler ist als sonst. Der Stuhlgang sollte 1- bis 2-mal täglich erfolgen, weich, aber geformt sein und das Gefühl hinterlassen, gut entleert zu sein. Bei zu festem Stuhl oder zu seltenen Entleerungen brauchen Sie Flohsamen (Apotheke), Leinsamen oder Weizenkleie und vor allem vollwertige Ernährung. Wenden Sie falls nötig auch in der Nachfastenzeit den Einlauf jeden Tag oder alle zwei Tage an – bis die tägliche Entleerung spontan erfolgt. Lesen Sie dazu noch mal im Fastenbuch nach.

Alte Gewohnheiten überwinden

Sind nach Fasten und Aufbauzeit die Probleme des Zuviel- oder Überessens eigentlich schon gelöst? Gewohnheiten wurzeln fest. Ernährungsgewohnheiten werden an der Mutterbrust, mit der Flasche, am Familientisch von Eltern oder Großeltern geprägt, später von Schulkameraden, Freunden, schließlich von den Zwängen der Konsumgesellschaft. Je länger wir es als Normalzustand erlebten, dass Nahrung zu jeder Zeit und in jeder Menge zur Verfügung war, bequem zu erreichen, fertig verpackt und billig, desto schwieriger ist es für uns, eine neue Richtung zu finden. Zweifel stellen sich ein: Muss ich wirklich über meine Gewohnheiten nachdenken, ist eine Korrektur notwendig? Mir geht es doch gut, warum soll ich etwas ändern?

TIPP

LEBEN = LERNEN

- Wer es schafft, wenigstens drei Monate lang nach den neuen Lebensprinzipien zu handeln, darf sicher sein, dass er sein Leben positiv verändert hat!
- Für Mut und Klarheit: Schreiben Sie sich aus den Sätzen auf dieser Seite jene heraus, die Sie besonders wichtig finden. Hängen Sie das Blatt in die Küche oder im Bad neben die Waage.

Schritt für Schritt ist's leichter

Haben Sie Geduld mit sich. Wenn Ihnen die große Umstellung nicht sofort gelingt, gehen Sie kleine Schritte. Niemand kann auf Anhieb sein Leben radikal verändern, es sei denn, er war sehr krank, oder er hat erlebt, wie schnell es einen erwischen kann: den Freund mit einem Herzinfarkt, den Verwandten mit Schlaganfall, die Bekannte mit Kreislaufversagen. Machen Sie sich keine Vorwürfe, wenn Sie noch eine Zeit lang in gewohnter Weise weiterleben; auch der Erfahrenste macht hundertmal die gleichen Fehler. Auf den einen Schritt, der etwas verändert, kommt es an.

Die Sinne schärfen

Bitte geben Sie nicht auf, auch wenn Sie in alte Gewohnheiten zurückfallen: Sie sind seit dem ersten Fasten nicht mehr der gleiche Mensch. Sie sind wacher geworden; Sie erkennen früher, wie die Stationen gekennzeichnet sind, die in die falsche Richtung führen: Trägheit, Missbehagen, Reizbarkeit, Unzufriedenheit mit sich selbst – dies alles wird Ihnen rechtzeitig sagen, dass Sie wieder einmal unterwegs sind in Richtung Leistungsknick, Krankheit, letztlich vielleicht Lebensgefahr.
Was am besten hilft: Abspringen aus alten Gewohnheiten, erneut fasten, nochmals bewusst die Nachfastenzeit durchleben, vielleicht mit einem vertieften Programm.

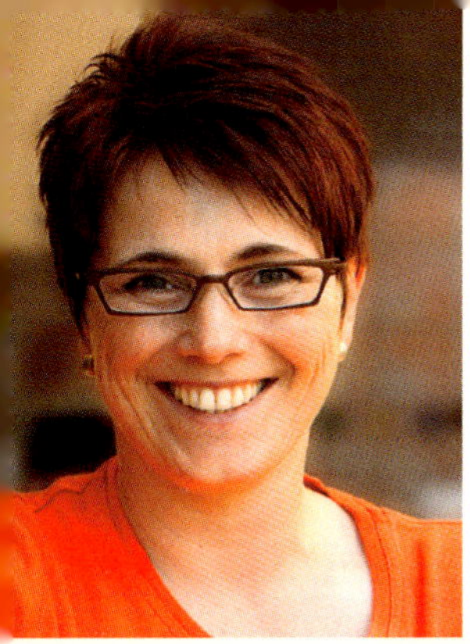

INTERVIEW: ICH FÜHLE MICH JEDES MAL WIE »NEU GEEICHT«

Gabi Heßmann ist Lektorin. Seit langem gehören zwei Fastenwochen pro Jahr zu ihrem Leben. Wir fragten sie zu ihren Erfahrungen in der Nachfastenzeit.

Wie erleben Sie jeweils die Aufbautage?

Auf der einen Seite empfinde ich es immer als eine Art Fest, denn ich habe mit dem Fasten etwas geschafft – ich habe mir bewiesen, dass ich so viele Dinge, zumindest für einige Zeit, nicht brauche. Es ging mir im Fasten gut, ich habe mich jeden Tag wohler und stärker gefühlt, meinen Körper wieder richtig gespürt und als angenehm empfunden. Da ist also die Vorfreude, nach diesem Erfolgserlebnis wieder etwas zu essen und viel intensiver mit allen Sinnen zu genießen. Auf der anderen Seite gibt es aber auch immer eine gewisse Wehmut darüber, dass die angenehme Zeit ohne Nahrung nun vorbei ist.

Gibt es etwas, worauf Sie in dieser Zeit nur schwer verzichten können?

Zu Beginn habe ich meist eher das gegenteilige Problem: dass ich gar nicht all das brauche, was mir der Nachfastenplan bietet. Irgendwie hänge ich dem Fasten und Verzichten noch sehr lange nach. Dadurch ist es für mich auch geradezu unmöglich, in der Nachfastenzeit über die Stränge zu schlagen!
Im Laufe der Zeit hat mich der Alltag aber dann doch wieder in seinen Klauen. Aus Zeitmangel und Stress schleichen sich schließlich alte Gewohnheiten wieder ein: am Schreibtisch ein paar Kekse zwischendurch; wenn ich mittags in der Eile nicht zum Kochen komme, schnell mal etwas Praktisches aus der Kühltruhe … Doch grundsätzlich kann ich meine Vorsätze auf Dauer immer besser umsetzen. Und schließlich gibt es ja dann wieder ein neues Fasten …

Haben Sie durchs Fasten Ihre Essgewohnheiten dauerhaft verändert?

Durch das Fasten lerne ich immer wieder aufs Neue, wie wenig ich eigentlich brauche, um mich gesund und leistungsfähig zu fühlen, zufrieden zu sein.
Ich habe das Gefühl, mit jedem Fasten wieder zu meinem ganz persönlichen Maß zurückzufinden. Und ich bin jedes Mal davon überzeugt, das ganz sicher nicht wieder zu vergessen. Trotzdem: Irgendwann im Trubel des Alltags beginnt der Überfluss als Standard sich wieder einzuschleichen. Ich freue mich dann immer darauf, »neu geeicht« zu werden, denn ich weiß, dass Fasten mir gut tut und ich mich nur wieder daran erinnern muss. Von Mal zu Mal fällt es mir nach dem Fasten leichter, mich von unguten Gewohnheiten zu lösen.

Entlastungstage

Ist für Sie aus praktischen Gründen eine Fastenwoche im Augenblick ungünstig, legen Sie einen Entlastungstag ein. Suchen Sie sich aus unseren Vorschlägen jenen aus, der Sie anspricht. Planen Sie gleich weitere Entlastungstage ein, damit Sie sich nicht jedes Mal neu entschließen müssen. Machen Sie Ihren Entlastungstag zur festen Regel: etwa jeden Montag oder Freitag, vielleicht sogar an zwei oder mehr Tagen der Woche.

Reistag

> Morgens 1 Apfel oder 1 Grapefruit. Für mittags und abends 100 g Naturreis in 200 ml Wasser ohne Salz garen (kurz aufkochen, ausquellen lassen).

> Mittags die Hälfte davon mit 2 gedünsteten Tomaten, gewürzt mit Kräutern.

> Abends die zweite Hälfte als Reis-Obst-Salat oder mit Apfelmus (ohne Zucker).

Obsttag

> 3 Pfund Obst verschiedener Art, auf 3 Mahlzeiten verteilen. Gut kauen!

> Oder: Wie wäre es mit einem Melonentag? Einem Erdbeertag im Frühsommer, einem Traubentag im Herbst?

Sauerkrauttag

> 1 kg rohes Bio-Sauerkraut mit etwas Öl sowie mit Zwiebeln oder Wacholderbeeren. Auf 3 Mahlzeiten verteilen.

Frischkosttag

> Morgens ein Stück Obst, Obstsalat oder ein kleines Müsli (Rezepte finden Sie ab S. 83).

> Mittags eine Frischkostplatte (S. 71) und drei Pellkartoffeln (S. 26).

> Abends eine kleine Frischkostplatte; einige Nüsse und Rosinen knabbern.

Milchtag

> 1 l Milch oder Buttermilch (mit Fruchtsaft abgeschmeckt). In 5 Portionen trinken.

> Variante: Statt Milch oder Buttermilch nehmen Sie Joghurt oder Dickmilch (mit ungesüßtem Sanddornsaft).

Kartoffeltag

> Morgens ein Stück Obst Ihrer Wahl.

> Mittags 300 g Kartoffeln (Pellkartoffeln; S. 26), mit Kümmel und Majoran würzen; ohne Salz. Dazu: 2 Tomaten, 1 kleine Salatgurke oder etwas Blattsalat, eventuell 50 g Hüttenkäse.

> Abends 300 g Kartoffeln ohne Fett als Ofenkartoffeln zubereiten. Mit 2 frischen Tomaten und einigen Zwiebelringen essen. Dazu eventuell 50 g Magerquark.

Fischtag (beispielsweise Freitag)

> Morgens ein Stück Obst Ihrer Wahl.

> Mittags 200 g Fisch, gedünstet oder gegrillt, nur mit Zitrone. Dazu: 150 g Gemüse oder 150 g Kartoffeln oder ein kleiner Salat.

> Abends: wie mittags.

Genügend Flüssigkeit aufnehmen!

Es ist wichtig, dass Sie an Entlastungstagen viel trinken, damit abgebaute Schlackenstoffe ausgeschwemmt werden können. Geeignet sind Wasser und Kräuter- oder Früchtetees (S. 62/63). Verzichten Sie möglichst auf Kaffee, Schwarztee, kalorienhaltige Getränke (wie Limonaden und Obstsäfte) und auf Alkohol. Trinken Sie mehr, als der Durst verlangt – das hilft auch gegen aufsteigende Hungergefühle.

Trinktage

Die strengere Form eines Entlastungstages ist die eines Trinktages. Während Sie an den übrigen Entlastungstagen etwa 800 Kalorien/3360 Joule zu sich nehmen, sind es an einem Trinktag 0 bis 200 Kalorien/840 Joule: bereits ein richtiger Fastentag!

- Am Trinktag tut etwas Warmes gut. Hier bietet sich Gemüsebrühe an (S. 101).

Teetag

- Trinken Sie 5-mal 2 bis 3 Tassen Tee nach Wahl.

Safttag

- 1 l Obst- oder Gemüsesaft mit 1/2 l Wasser oder Mineralwasser mischen, in 5 Mahlzeiten aufteilen, schluckweise trinken.

Molketag

- 1 1/2 l Molke (Naturkostladen) in 5 Mahlzeiten aufteilen, schluckweise trinken.

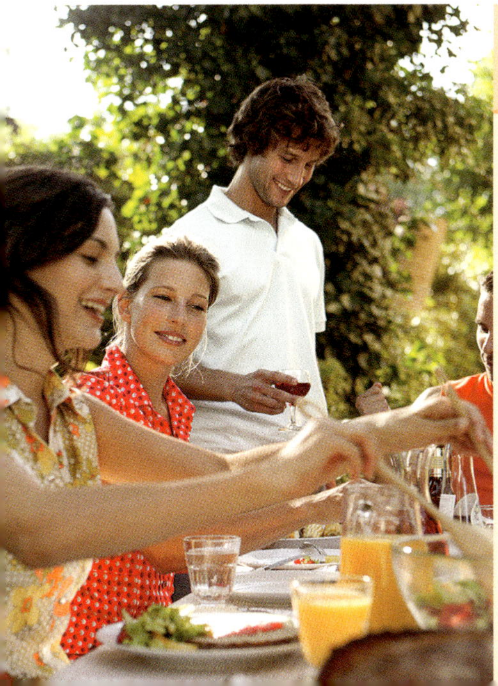

TIPP

FEIERN UND FASTEN

- Was wäre das menschliche Leben ohne Feiern, Sinnesfreude, Genuss? Oft bringt uns aber der Tag danach Katerstimmung, Übelkeit, Appetitlosigkeit – der Körper verlangt klugen Ausgleich.
- Ein bis zwei Entlastungs- oder Trinktage sind jetzt genau das Richtige: So wird Ihr Körper alles Zuviel schnell wieder los.
- Bewährt hat sich Fasten plus Saures: Sauerkraut- und Grapefruitsaft (zur Hälfte mit Wasser verdünnt) und Molke, Bitteres wie Wermut- oder Leber-Galle-Tee (ohne Honig!) bringen den Körper wieder ins Lot.
- Fasten vor dem Feiern ist hilfreich für den, der das Fest maßvoll genießen will.

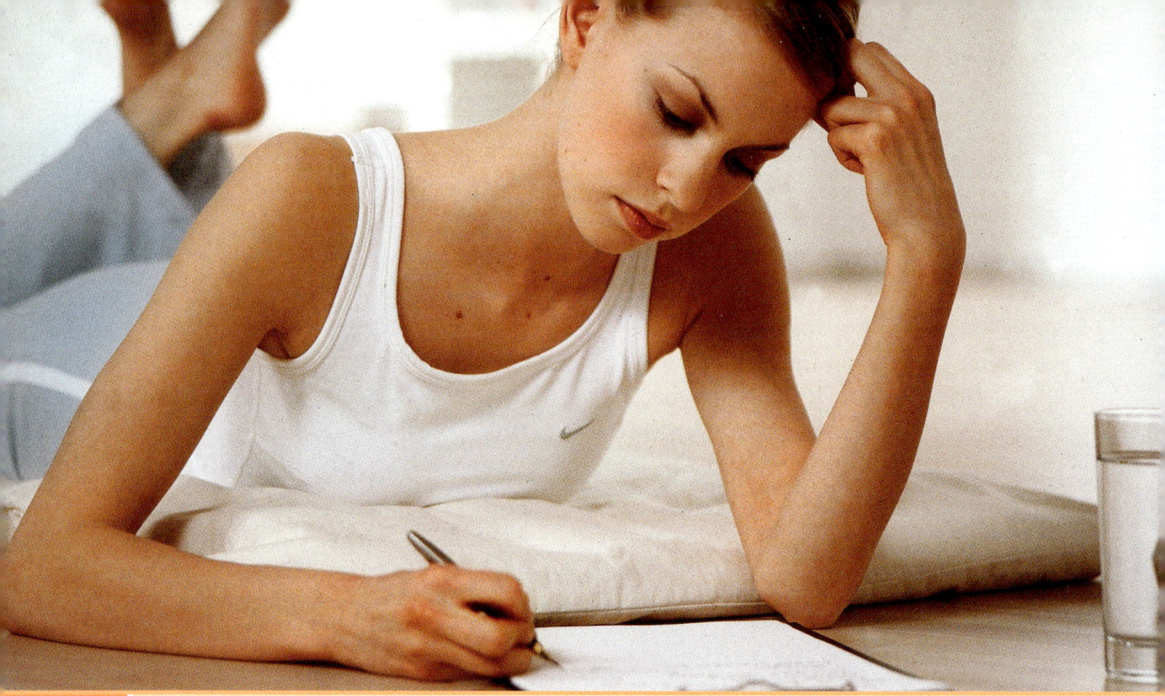

Das Prinzip Fasten

Regelmäßiger Nahrungsverzicht für kurze Zeit gehörte schon immer zum Leben des Menschen. Wohl deshalb haben wir von Zeit zu Zeit ein natürliches Verlangen danach.

Die Fastenwoche wiederholen

Für viele Menschen gehören Fastenzeiten so selbstverständlich zum Jahresrhythmus wie Sommer und Winter. Christen fasten nach jahrtausendealten Bräuchen im Advent oder zwischen Aschermittwoch und Ostern; Mohammedaner während der Zeit des Ramadan, Juden vor dem Passah-Fest. Manche pflegen regelmäßig während des Urlaubs zu fasten; sie planen so, dass die Nachfastenzeit noch in ihren Urlaub fällt. So haben sie Zeit, neue Speisen auszuprobieren und das Essen in gepflegtem Stil zu kultivieren.
Wählen Sie die für Sie richtige Zeit, günstige Umstände, und fasten Sie wieder. Dies ist besser, als sich gehen zu lassen und aus zorniger Enttäuschung über sich

selbst in Resignation zu verfallen, wenn das Gewicht steigt und steigt.
Legen Sie jetzt schon den Termin für die nächste Fastenwoche fest. Sie wissen ja, dass eine Fastenwoche nicht nur Gewichtsverlust, Entgiftung und Entschlackung bedeutet, sondern Ihnen vor allem dabei hilft, verzichten zu lernen und einen neuen Essensstil einzuüben.
Nach der Fastenwoche werden Sie mit sich wieder zufriedener sein und Mut zu einem neuen Anfang gewonnen haben. Was Sie aber sofort tun können: einen Trinktag einlegen (S. 51), die einfachste Form eines Fastens. Trinktage können Sie jederzeit auch ohne Darmentleerung zum Auftakt und ohne Aufbautage danach durchführen.

Stufenweise Übergewicht abbauen

Jeden Monat eine Fastenwoche und drei Wochen Nachfastenzeit – das wäre der ideale Plan, um Übergewicht in den Griff zu bekommen. Ein 5-Tage- bis 7-Tage-Fasten im 4-Wochen-Turnus können Sie ohne Gefahr planen, wenn Sie sich an die Regeln der Nachfastenzeit halten. Vollwertige Nahrung garantiert, dass Ihr Körper alles erhält, was er zum Leben braucht, ohne dass Fettpolster oder Eiweißdepots aufgefüllt werden. Der wichtigste Vorsatz eines solchen Stufenplans: Das jeweils letzte Gewicht einer Fastenzeit eisern halten! Wer viel Übergewicht abbauen möchte, kann dies in der Nachfastenzeit mithilfe von Frischkost oder Reduktionskost tun.

Fasten für Schlanke

Auch schlanke Menschen haben das Bedürfnis, hin und wieder ein Fasten zu erleben, sei es aus religiösen Motiven oder kosmetischen Gründen oder einfach, um Innenerfahrung zu sammeln. Sie sollten wissen, dass Sie verlorenes Körpergewicht innerhalb von 3 bis 4 Wochen wieder aufbauen und Beschwerden, wie sie durch einen zu niedrigen Blutdruck verursacht werden, nur kurzfristig auftreten.

> Warnen möchten wir Untergewichtige vor zu langem Fasten: Fehlen Fettreserven, kann es zum Verlust von Muskulatur kommen. Entschlacken und entgiften sollten Untergewichtige statt durch Fasten durch viel Bewegung und Schwitzen, vor allem aber durch gute Darmentleerung bei vollwertiger Kost.

BEIM ZWEITEN MAL IST DAS FASTEN LEICHTER

INFO

Selbst wenn jedes erneute Fasten der Anleitung und der Korrektur bedarf (Fastenleiter, Fastenbuch), wird es leichter und unkomplizierter sein, weil Sie bereits Erfahrungen gesammelt haben.

Fasten im Alltag

Wie war es während der Aufbautage: Hatten Sie zwischen den drei Hauptmahlzeiten Hunger, richtigen Hunger? Oder meldete sich nur die alte Gewohnheit, die Ihnen sagte, es sei eine Zwischenmahlzeit einzunehmen? »Ich müsste eigentlich doch mehr essen, um zu Kräften zu kommen« – dies ist eine ebenso verbreitete wie falsche Vorstellung. Die normale Flaute der ersten drei Aufbautage, während der man nicht sehr aktiv, sondern eher müde und träge ist, scheint dies zwar zu bestätigen. Durch mehr Nahrung kann man aber die Flaute eher vertiefen als beheben. Lassen Sie Ihren Kopf denken, was er will – hören Sie auf Ihren Körper. Er signalisiert auch in den folgenden Aufbautagen keinen Hunger zwischen den Mahlzeiten, sondern ist satt und zufrieden. Und erstaunlicherweise sind Sie in den nahrungsfreien Zeiten, den Nahrungspausen, leistungsfähiger als in der Stunde nach einer Mahlzeit. Erinnern Sie sich: Kraft bekommt der Körper nicht aus der gerade eingenommenen Mahlzeit, sondern aus seinen Energiespeichern.

WICHTIG !

FASTENREGELN FÜR DIE NAHRUNGSPAUSEN

- Völliger Nahrungsverzicht: keinen einzigen Bissen!
- Viel trinken (s. ab S. 58).
- Freiwillig, mit innerer Bereitschaft verzichten.

Das Energiemanagement des Körpers

Sobald die Abendmahlzeit verdaut ist, was je nach Schwere der Speisen zwei bis drei Stunden beansprucht, schaltet der Körper von Energieprogramm 1 (= Ernährung aus Nahrung) auf Energieprogramm 2 um (= Fasten: Ernährung aus Körperdepots; S. 18). Von Kraft und Wärme aus unseren Nahrungsdepots leben wir während der Nacht bis zum Frühstück (engl. breakfast = Fastenbrechen), mit dem der Körper wieder auf das Energieprogramm 1 zurückschaltet: Essen. Genauso wie in der Nacht reagiert unser Organismus auch in den kürzeren Nahrungspausen von etwa fünf Stunden zwischen Frühstück und Mittagessen sowie Mittag- und Abendessen.

Fasten und Essen im Wechsel

Essen – Fasten – Essen – Fasten – Essen – Fasten: In diesem Rhythmus leben wir Tag und Nacht. Ziehen wir von den fünfstündigen Nahrungspausen am Vormittag und am Nachmittag je zwei Stunden und vom nächtlichen Fasten zwei bis drei Stunden für die Verdauungsarbeit ab, so bleiben zweimal drei Stunden Fasten während des Tages und elf bis zwölf Stunden Fasten während der Nacht. Dies kann im naturgegebenen Rhythmus jedoch nur geschehen, wenn wir in der Zwischenzeit die links im Kasten stehenden Fastenregeln einhalten.

Sinnvoller Essen-Fasten-Rhythmus

Jedem in sich ruhenden, einigermaßen ausgeglichenen Menschen ist ein solches Fasten im Alltag möglich, vorausgesetzt, er ernährt sich vollwertig, nimmt also Nahrung mit einer lang anhaltenden Sättigungswirkung zu sich. Für Menschen, die in innerer oder äußerer Zerrissenheit leben, ist das Fasten im Alltag allerdings schwierig. Der Sinn des Wechsels zwischen Essen und Fasten liegt nicht allein darin, dass Kalorien eingespart werden durch das Wegfallen der Zwischenmahlzeiten; der besondere Gewinn liegt vielmehr im harmonischen Wechsel zwischen Speicherung und Entspeicherung von Energie, zwischen Aufnahme von Nahrung und Abgabe von Schlacken. Wir folgen damit einem natürlichen, sinnvollen Rhythmus unseres Stoffwechsels und gönnen dem Magen-Darm-Kanal die nötigen Pausen.

Kleine Nahrungspause: Fasten zwischen den Mahlzeiten

Sie ist leicht zu erlernen. Nutzen Sie Ihre Erfahrung: Verzichten Sie auf jede Art von Nahrungsaufnahme zwischen den Mahlzeiten – mit der gleichen Disziplin wie im Fasten. Trinken Sie beim Auftreten von Hunger oder kleinen Gelüsten ein Glas Wasser oder eine Tasse Tee, lenken Sie sich ab durch Bewegung und Arbeit. Falls Sie sich »flau« fühlen, legen Sie sich fünf Minuten hin und lagern die Beine hoch; rasch geht es Ihnen wieder gut. Sie werden erleben, dass Ihr Körper ziemlich lange, vielleicht sogar für immer bei diesem Rhythmus bleiben mag. Bejahen Sie diesen Wechsel, denn er ist sinnvoll und segensreich. Die gemütliche Tee- oder Kaffeestunde am Vor- oder Nachmittag muss deshalb nicht ausfallen – Ihren Gästen bieten Sie etwas Essbares an, während Sie selbst nur trinken. Dies wird erfahrungsgemäß eher toleriert, als bei einer der Hauptmahlzeiten nicht mitzuessen. Eine Zwischenmahlzeit brauchen Sie erst dann, wenn Sie hungrig bleiben; etwa weil das Frühstück nicht ausreichend sättigt oder nicht lange genug vorhält. Verzichten Sie dann auf die entsprechende Nahrungspause.

Große Nahrungspause: zwischen Frühstück und Abendessen

Gehören Sie zu den Menschen, die ohne Schwierigkeiten eine größere und kräftige Mahlzeit vertragen? Die ein ausgiebiges Frühstück »wie ein Kaiser« bevorzugen und dann am liebsten über Mittag durcharbeiten? Dann sind Sie geeignet, die etwa neunstündige Nahrungspause am Tag durchzuhalten zwischen 8-Uhr-Frühstück und dem 18-Uhr-Abendessen. Mittags verhalten Sie sich wie ein Fastender: Arbeitspause; Gemüsebrühe, Fruchtsaft oder Tee trinken. Gönnen Sie sich einen Spaziergang in frischer Luft, eine kurze Mittagsruhe. Auch Sport darf (wie Sie als Fastenerfahrener wissen) in die Nahrungspause eingeplant werden.

Fasten über Nacht

Die noch größere Nahrungspause von 20 Uhr abends bis 8 Uhr morgens (mindestens 12 Stunden) sollte von allen gesunden Menschen jeden Alters respektiert werden. Menschen, die an einem Zwölffingerdarmgeschwür mit dem typischen Nüchternschmerz leiden, sowie unterernährte oder kranke Menschen, die auf häufige kleine Mahlzeiten angewiesen sind, können eine lange Nahrungspause natürlich nicht einhalten. Jene dagegen, die maßlos essen, weder kleine noch große Nahrungspausen, auch nicht das Fasten über Nacht einhalten, sind gefährdet, weil sie langsam, aber sicher »verschlacken«.

INFO

DIE VORZÜGE DES FASTENS IM ALLTAG

Die Möglichkeiten, im Alltag zu fasten, sind für viele Menschen ein Segen:

- Sie sind seltener krank.
- Sie fühlen sich mit ihrem neu gefundenen Rhythmus großartig: gut gelaunt und voller Energie!
- Sie haben darüber hinaus die Genugtuung, sich von Esszwängen befreit zu haben, die sie möglicherweise über Jahre oder Jahrzehnte belasteten.

Das Morgenfasten

Die nächtliche Nahrungspause können Sie mit Gewinn auf 14 Stunden ausdehnen. Dieses »Morgenfasten« ist für Menschen geeignet, die frühmorgens keinen Appetit haben und lieber nur trinken möchten (siehe S. 62). Gegen 10 Uhr nehmen sie dann gern ihr Frühstück ein und vertragen es zu dieser Zeit auch besser. Morgendliche Müdigkeit und Unlustgefühle kann man bereits durch diese kleine Verschiebung des Frühstücks beheben. Natürlich sind auch andere Rhythmen möglich: Der Morgenfaster frühstückt vielleicht gern um 10 Uhr reichlich und braucht dann nichts mehr bis 18 Uhr. Danach beginnt für ihn das Fasten über Nacht; er hat also eine etwa siebenstündige und eine etwa dreizehnstündige Nahrungspause.

Fasten bei Krankheit

Die Natur bietet uns eine weitere Form von Nahrungspause an: die Appetitlosigkeit bei Fieber, Durchfall oder Magenverstimmung.

Wichtig: Ruhe, Wärme, Trinken!

Im Fasten haben Sie gelernt, wie Sie mit diesen Situationen am besten umgehen: Ruhe, Geborgenheit, Wärme und genügend frische Luft im Krankenzimmer – das ist das Wichtigste. Trinken Sie reichlich: Lindenblüten- und Holundertee bei Fieber; Wermut-, Tausendgüldenkraut-, Kamillentee bei Durchfall; Kamillen-, Fenchel-, Melissentee bei Magenverstimmung. Keinen Honig! Nehmen Sie Gemüsebrühe erst dann zu sich, wenn Sie das Gefühl haben, dass Ihr Körper etwas aufnehmen möchte.

Ausscheidungen fördern

Das Schwitzen können Sie mit feuchten Wickeln oder Packungen anregen. Durchfall und Erbrechen sind natürliche Ausscheidungsvorgänge, die keinesfalls zu früh gestoppt werden dürfen; im Fieber und bei Magenverstimmung sollten Sie ein- bis zweimal täglich einen Einlauf machen. Bei Durchfall nehmen Sie drei- bis fünfmal täglich einen Teelöffel Heilerde.

Behutsamer Kostaufbau

Sobald Sie sich besser fühlen, kommt der Appetit zurück. Dann verfahren Sie wie beim Kostaufbau nach dem Fasten. Einen Apfel essen Sie allerdings besser gerieben und mit geschrotetem Leinsamen vermischt.
Sie werden sehen, wie rasch diese Beschwerden mithilfe der natürlichen Versorgung – und ohne Medikamente – ausheilen können.

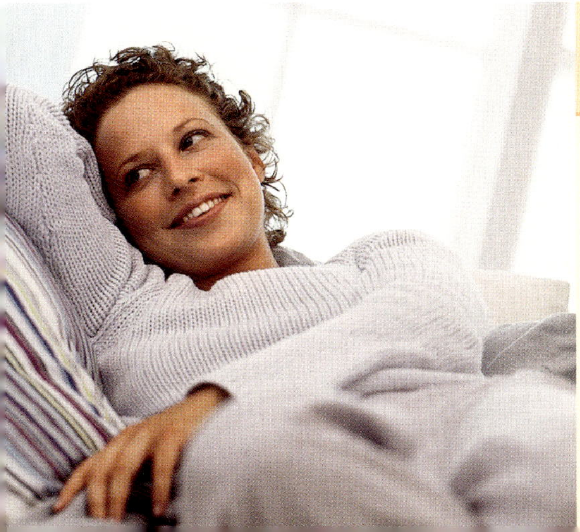

INFO

IM ZWEIFELSFALL DEN ARZT FRAGEN!

Wenn Sie sich nicht wohl fühlen, helfen oft schon ein, zwei Tage mit viel Ruhe, Wärme und wohltuenden Getränken. Gehen Sie aber zum Arzt, wenn die Beschwerden sehr stark sind oder lange andauern, da Fieber, Durchfall oder Magenverstimmung auch Symptome für schwerere Krankheiten sein können. Berichten Sie ihm von Ihrer Selbsthilfe.

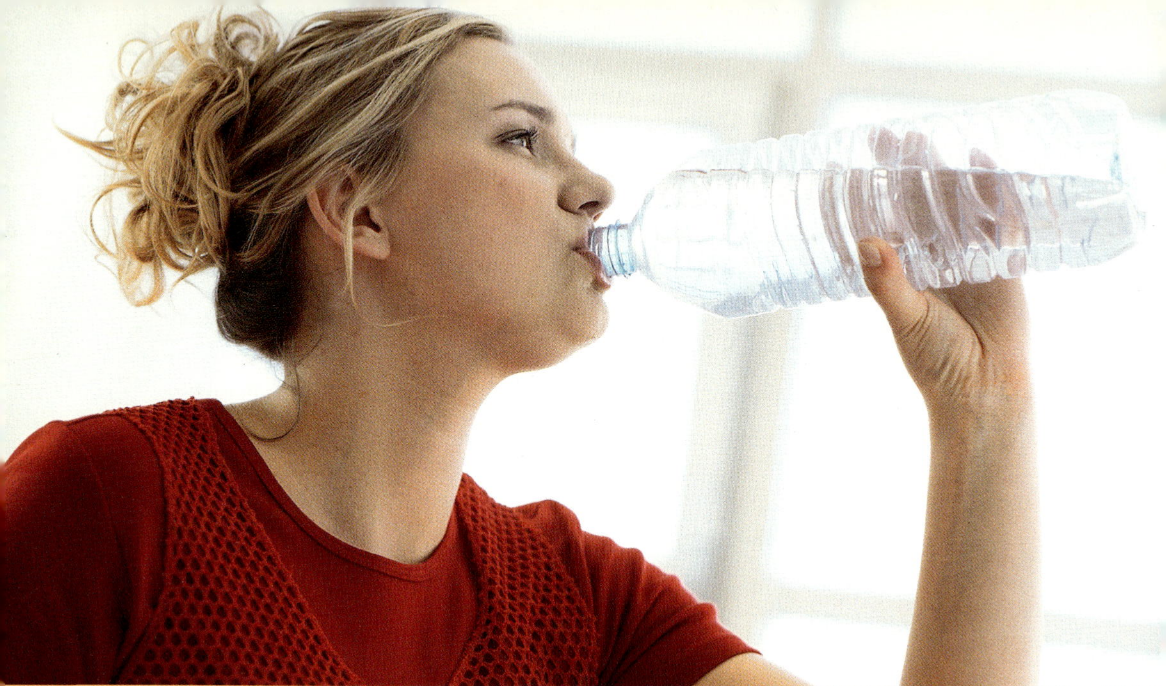

Richtig trinken

Fasten bedeutet auf Nahrung verzichten, aber reichlich trinken. Ohne Flüssigkeit könnte der Körper die abgebauten Schlackenstoffe nicht aus Gewebe und Organen entfernen.

Dass Trinken Hunger stillen kann, haben Sie im Fasten erlebt; Sie haben damit sogar hartnäckige Gelüste bewältigt.

Wie beim Fasten ist auch jetzt wichtig, was Sie trinken: Kalorienfreies wie Tee und Wasser bleiben für Sie wichtig. Kalorienhaltige Getränke wie Obstsaft und Gemüsebrühe haben während des Fastens die Hauptmahlzeiten ersetzt; sie sind Vitamin- und Mineralienspender und haben etwa 60 bis 80 Kalorien pro Portion/Glas. Sie sind jetzt entbehrlich, es sei denn, Sie möchten weiter abnehmen und deshalb gelegentlich eine Mahlzeit durch eine Gemüsebrühe ersetzen.

> **Wichtig:** An Ihrem Durst und an der Farbe des Urins erkennen Sie den jeweiligen Flüssigkeitsbedarf Ihres Körpers (dunkler Urin zeigt an: mehr trinken). Halten Sie diese Erkenntnis aus der Fastenzeit Ihr Leben lang fest!

Missbrauchen Sie das Trinken nie als »Spülmittel« für schlecht gekaute Bissen! Auf diese Weise schaffen es hastige Esser, ihre Mahlzeiten in kürzester Zeit hinter sich zu bringen – allerdings mit dem Ergebnis, dass sie zu viel Nahrung, die überdies schlecht verdaut wird, ohne Genuss zu sich nehmen.

> Trennen Sie Essen und Trinken, wie Tiere es tun. Wenigstens sollten Sie Kauen vom Trinken trennen.

Koffeinhaltiges

Schwarz- und Grüntee sowie Kaffee enthalten Tein beziehungsweise Koffein; diese Getränke sind damit Anregungs- und Kreislaufmittel, also im eigentlichen Sinn Medikamente. Bei Fastenflauten, mit niedrigem Blutdruck, dem Gefühl der Kopfleere und unüberwindlicher Müdigkeit, konnte eine Tasse schwarzer Tee recht hilfreich sein, war für manchen gelegentlich die »Rettung«.
Kaffee und Tee gelten aber auch insofern als Medikamente, als sie Nebenwirkungen haben. Sie verursachen Hungergefühle, da sie die Magensäfte locken, bereiten schlaflose Nächte und machen nervös, weil sie die Hirntätigkeit anregen. Kaffee und Schwarztee wirken im Fasten und auch in der Nachfastenzeit stärker als sonst. Die Konsequenz: Falls überhaupt nötig, nicht mehr als eine Tasse Kaffee oder schwarzen Tee pro Tag, nicht zu stark zubereitet und nicht nach 15 Uhr. Bevor Sie Kaffee trinken, überlegen Sie, was aus Ihrem Vorhaben geworden ist, diese Gewohnheit aufzugeben. Ihr Kreislauf hat sich doch im Fasten ohne derartige Anregungen gut zurechtgefunden.
Wenn Sie die geliebte Schale heißen Kaffees zu gewissen Tageszeiten nicht missen mögen, probieren Sie koffeinfreien Kaffee oder wohlschmeckende Frucht- und Getreidekaffees. Gönnen Sie sich einen »echten« Kaffee nur, wenn Sie ihn wirklich nötig haben.
Von den Schwarztees gibt es leichte und milde Sorten. Dem Grüntee werden positive gesundheitliche Wirkungen nachgesagt. Nützen Sie aber vor allem das vielfältige Angebot guter Kräutertees (ab S. 62).

TIPP

WASSER FÜR JEDEN TAG

> Probieren Sie aus, welches Wasser Ihnen am besten schmeckt. Es sollte weniger als 80 mg Natrium pro Liter enthalten.
> Genießen Sie Ihr Wasser: langsam trinken – und aus Ihrem Lieblingsglas!
> Zitrone enthält Vitamin C und hilft gerade an Fasten- und Entlastungstagen bei schlechtem Geschmack im Mund. Mischen Sie Leitungs- oder Mineralwasser mit etwas frisch gepresstem Zitronensaft. Oder: Kauen Sie einen Zitronenschnitz.

Alkohol

Spirituosen, »harte Sachen« streichen Sie bitte aus der Getränkeliste der Fasten- und Nachfastenzeit! Wein, Bier und Most stehen auf der Verzichtliste des Fastens und der Aufbautage. In der Nachfastenzeit sollten Sie sich mit ähnlichen Überlegungen wie zum Kaffee (S. 59) auseinander setzen.

Gewohnheiten überdenken

Versuchen Sie, nicht wieder in die Gewohnheit zurückzufallen, regelmäßig Alkohol zu trinken – vielleicht können Sie den Alkohol sogar aufgeben. Kennen Sie Ihre Leberwerte? Wie denken Sie über Suchtverhalten? Wer nach Fasten- und Aufbautagen von einem starken Verlangen nach Alkohol befallen wird, ist suchtgefährdet. Der konsequente Verzicht auf das gewohnte alkoholische Getränk ist die einzige Möglichkeit, von dieser Sucht freizukommen! Dabei ist es sehr hilfreich, sich einer Gruppe von Menschen anzuschließen, die das Problem kennen und es gemeinsam angehen.

INFO

GAR NICHT KULTIG: ALCOPOPS

Besonders heimtückisch sind die bei Jugendlichen immer beliebteren Alcopops: stark zuckerhaltige Limonaden mit einer Beigabe von hochprozentigen Alkoholika. Das Hinterlistige: Sie schmecken fast wie »harmlose« Limonaden und werden deshalb oft bedenkenlos in großen Mengen konsumiert.

Ein Gläschen in Ehren?

Aber auch wenn Sie sich »nur« zu den Gelegenheits- oder Gesellschaftstrinkern zählen, beantworten Sie sich bitte einmal folgende Fragen:
Brauche ich alkoholische Getränke …

- als Durststiller? Stillen Sie Ihren Durst nur mit Wasser oder Kräutertee!
- als Genussmittel? Überlegen Sie bitte: Was genieße ich genau daran, und wie viel Alkohol brauche ich, um genießen zu können?
- als Tröster? Vorsicht; dies kann sehr leicht in eine Abhängigkeit führen.
- als Stresslöser und Schlafmittel? Hier gibt es andere Lösungen, wie Autogenes Training (S. 44), regelmäßige Bewegung an der frischen Luft oder eine Tasse Baldriantee vor dem Schlafengehen.
- als Geselligkeitsgetränk? Während einer Party sollten Sie immer wieder das Wein- oder Bierglas mit einem Glas Mineralwasser vertauschen. Lange, vergnügte Abende mit Freunden können Sie auch mit wenig Alkohol ausgiebig genießen.

Als Gastgeber Alternativen anbieten

Erwarten Sie Gäste, fragen Sie sich einmal: Wie viele von ihnen wären froh, wenn sie nicht mithalten müssten? Was könnte ich ihnen als echte Alternative anbieten, um sich vom Wein- oder Bierzwang zu befreien? Bieten Sie auch alkoholfreie Getränke an, vielleicht frische Fruchtcocktails, in jedem Fall aber ein gutes Mineralwasser (S. 59).

Gesüßte Getränke

Getränke wie Cola, Limonaden, Bitter Lemon, Fruchtsaftgetränke, Süßmoste gehören weder in die Fasten- noch in die Nachfastenzeit. Sie gehören überhaupt nicht zu einer gesunden Ernährung, denn sie sind nichts anderes als Zuckerwasser mit Geschmack. Süße Getränke sind ein Musterbeispiel dafür, wie fest gesundheitlich bedenkliche Zivilisationsbräuche in unserem Alltag verwurzelt sind und weltweit sowohl die Ess- als auch die Trinkkultur beherrschen.

Obst- und Gemüsesäfte

Solange Sie Obst und Gemüse kauen können und damit Ihrem Körper ermöglichen, die wertvollen Nährstoffe langsam aufzunehmen und zu erschließen, brauchen Sie keine Säfte. Jedes Aufbrechen, Zerkleinern und Verarbeiten von Früchten außerhalb unseres Körpers bringt Wertstoffverluste. Der Fruchtzucker fließt, mit Säften aufgenommen, schneller ins Blut, als ihn der Körper verwerten kann (siehe auch S. 13).

Mit Wasser gemischt: wohlschmeckende Durstlöscher

Als erfrischende Durstlöscher hingegen sind Obst- und Gemüsesäfte, im Verhältnis 1:2 mit Wasser verdünnt, durchaus geeignet. Säfte verfügen über so viel konzentrierten Geschmack, dass sie auch in der Mischung mit Wasser noch sehr aromatisch sind. Gerade nach der Fastenzeit, die den Geschmackssinn (wieder) sensibler gemacht hat, werden Sie solche Getränke als süß und wohlschmeckend genug empfinden.
Die Säfte mit Wasser zu mischen reduziert zudem ihren Kaloriengehalt.

Saft ist nicht gleich Saft

Für die Herstellung von Fruchtsäften wird das Obst oft stark behandelt: eingekocht, konzentriert, nach dem Transport wieder mit Wasser versetzt. Dadurch gehen wertvolle Inhaltsstoffe verloren. Achten Sie beim Kauf auf die Qualitätsangabe »Direktsaft, nicht aus Konzentrat«. Am besten sind heimische Produkte aus Streuobstanbau, die es mittlerweile auch in vielen Supermärkten gibt.

Kleines Tee-Brevier

Jede Teesorte hat ihren eigenen Charakter. Es lohnt sich, die Vielfalt kennen zu lernen. Wichtigste Voraussetzung für Geschmack und Wirkung ist, dass die Pflanzen frisch, rein und sachgemäß verarbeitet wurden. Kaufen Sie Ihre Tees in der Apotheke, im Reformhaus, Naturkost- oder Teeladen. Achten Sie aufs Haltbarkeitsdatum! In Aufgussbeuteln abgepackter Tee ist zwar praktisch für die Zubereitung, hat aber selten das gleiche duftige Aroma, das ein offener Tee besitzt.
Die Tabelle auf der rechten Seite gibt einen Überblick über die Vielfalt des heimischen Tee-Angebotes und die gesundheitliche Wirkung der einzelnen Sorten. Auf Seite 122 finden Sie Buchtipps zum Thema. Tees sollten wieder einen festen Platz in unseren Küchen und Hausapotheken einnehmen!

Honig und Zitrone

- Etwas Honig (1/2 Teelöffel pro Tasse genügt) kann den Geschmack vieler Tees unterstreichen. Bittertees jedoch, z. B. aus Tausendgüldenkraut, werden durch Honig in ihrer Wirkung beeinträchtigt. Geschmacksstarke Honigsorten können ein feines Tee-Aroma überdecken. Einen guten Imker-Honig sollte man außerdem nie in kochend heißen Tee geben, da seine Wertstoffe dabei zerstört würden.
Ein Teelöffel Honig in einer Tasse Tee hilft bei einer Fastenflaute, bei Erschöpfung nach dem Sport oder bei einer längeren Morgenschwäche. Da der Zucker im Honig schnell ins Blut geht, wirken zwei Teelöffel oder gar ein Esslöffel allerdings wie ein Zuckerstoß: Ein bis zwei Stunden danach kann im Extremfall eine Schwäche mit kaltem Schweiß und Zittern auftreten – der Körper versucht mit dem vielen Zucker klarzukommen, und es stellt sich eine Unterzuckerung ein.
- Zitrone passt vor allem zu säuerlichen Teesorten wie Hagebutten-, Hibiskus- und Apfelschalentee. Bei anderen Sorten kann sie leicht das feine Tee-Aroma »erschlagen«, etwa das der Zitronenmelisse.

Zucker? Nein danke!

Zucker gehört auf die Verzichtliste für die Fasten- und Nachfastenzeit und hat in der Vollwerternährung nichts zu suchen. Lediglich bei einem akuten Schwächeanfall können Sie einen gestrichenen Teelöffel Vollrohrzucker in den Tee geben.

Süßstoff – die reine Chemie

Auf Chemikalien jeder Art haben Sie während Fastenzeit und Aufbautagen verzichtet. Sie haben lange Zeit keinen Süßstoff verwendet, ein Beweis dafür, wie sich Ihr Bedürfnis nach Süßem verändert hat. Wer das Aroma guter Teesorten entdeckt hat, braucht keinen Süßstoff mehr.

TEESORTEN FÜR IHRE GESUNDHEIT

	Pflanze	Zeit zum Ziehen	Wirkung und Geschmack
Blüten	Kamille	3–5 Min.	beruhigt und entkrampft Magen und Darm
	Linde	10 Min.	bei Erkältungen (fördert das Schwitzen)
	Hibiskus	10 Min.	schmeckt schön säuerlich
	Echte Malve	10 Min.	äußerlich bei Hautreizungen; Tee für Magen und Darm (auch beim Fasten)
	Orangenblüten	5 Min.	duftender, beruhigender Abendtee
Früchte	Hagebutte	2–3 h kalt ansetzen, aufkochen	reich an Vitamin C; schmeckt gut, auch mit etwas frischem Zitronensaft
	Apfelschalen	2–3 h kalt ansetzen, aufkochen	angenehm fruchtig; schmeckt auch gut mit Zitrone
Samen und Blätter	Fenchel	10–15 Min.	schmeckt gut; hilft bei Blähungen
	Kümmel	10–15 Min.	würzig; hilft bei Blähungen
	Anis	10–15 Min.	schmeckt gut; lindert Hustenreiz (evtl. mit etwas Honig)
	Birkenblätter*	10 Min.	entschlackt
	Brennnessel*	5–10 Min.	fördert Verdauung und Entwässerung
	Blätter von Brombeere*, Erdbeere*, Johannisbeere*	10 Min.	schmecken gut; verdauungsfördernd
	Melisse*	5 Min.	zitronig; zart; beruhigend
	Pfefferminze*	5 Min.	verdauungsfördernd; erfrischend; nimmt schlechten Geschmack im Mund
	Rosmarin	10 Min.	hilft bei niedrigem Blutdruck, tonisiert
	Salbei*	5–10 Min.	nimmt schlechten Geschmack im Mund; hilft bei Magenverstimmung
	Tausendgüldenkraut	3 Min.	sehr bitter; sehr wirksam gegen Übelkeit
	Thymian	5–10 Min.	würzig; gut für den Magen und zum Inhalieren
	Wermut (Bittertee)	3 Min.	Magentee; tonisiert; sehr bitter, trotzdem ohne Honig trinken!
Rinde	Eichenrinde	2–3 h kalt ansetzen, 12 Min. kochen	bei juckenden und nässenden Hautausschlägen zum Waschen verwenden
Wurzel	Ginseng (Granulat)	10 Min.	mild; anregend; tonisierend; Magentee
	Baldrian	2–3 h kalt ansetzen, aufkochen	beruhigend; schlaffördernd

Nehmen Sie jeweils 1 TL/Tasse. * Am besten die frisch geernteten Blätter verwenden.

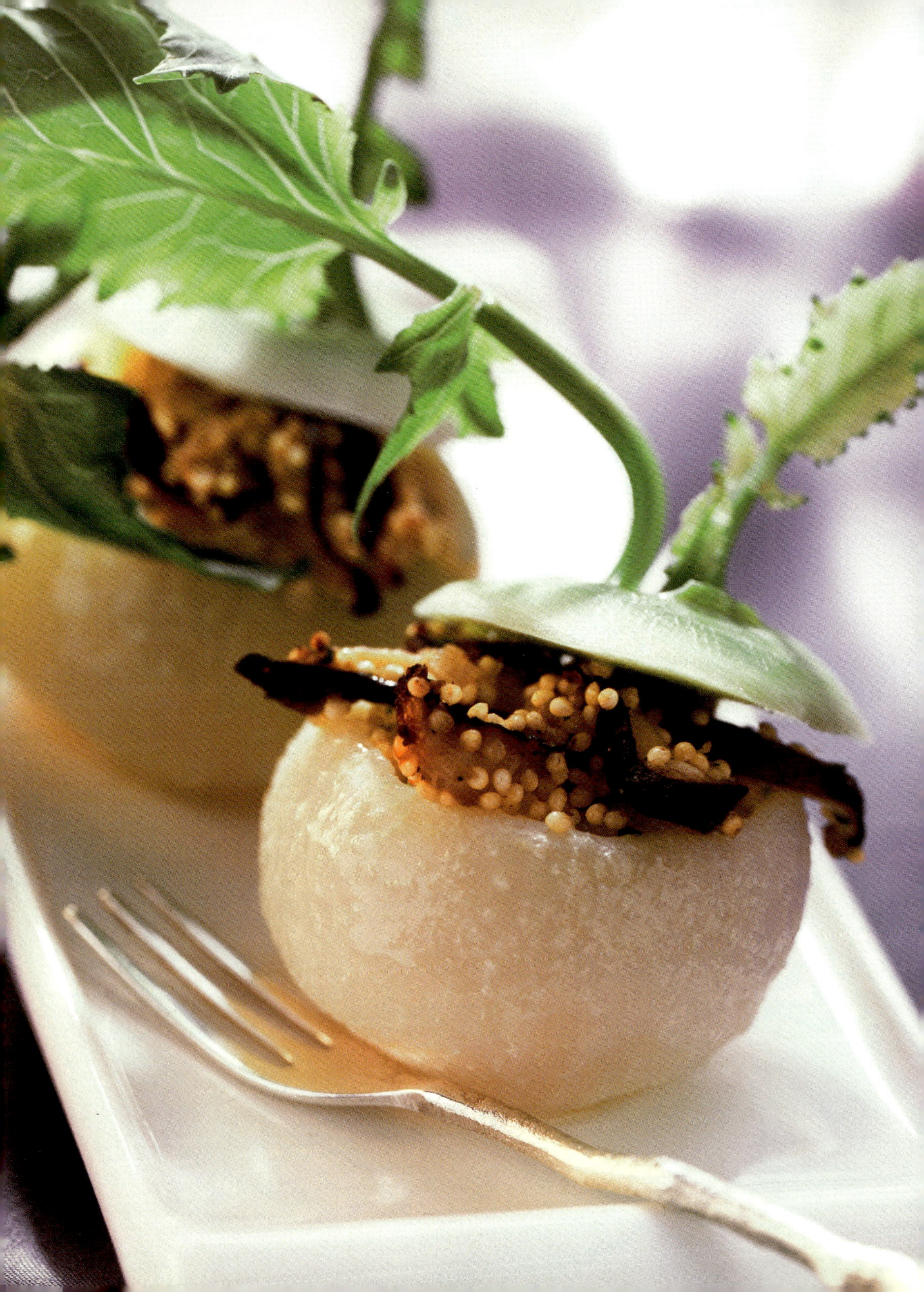

In Zukunft: Vollwertkost

Was genau ist Vollwertkost; was gehört dazu, was nicht? Wie wird alles richtig zubereitet und kombiniert? Macht vollwertige Ernährung nicht viel Arbeit – und schmeckt das denn überhaupt? Probieren Sie es aus: Mit Tages- und Wochenplänen, Tipps und einem vielfältigen Rezeptangebot möchten wir Ihnen den genussvollen Einstieg in eine gesunde Ernährung so einfach wie möglich machen.

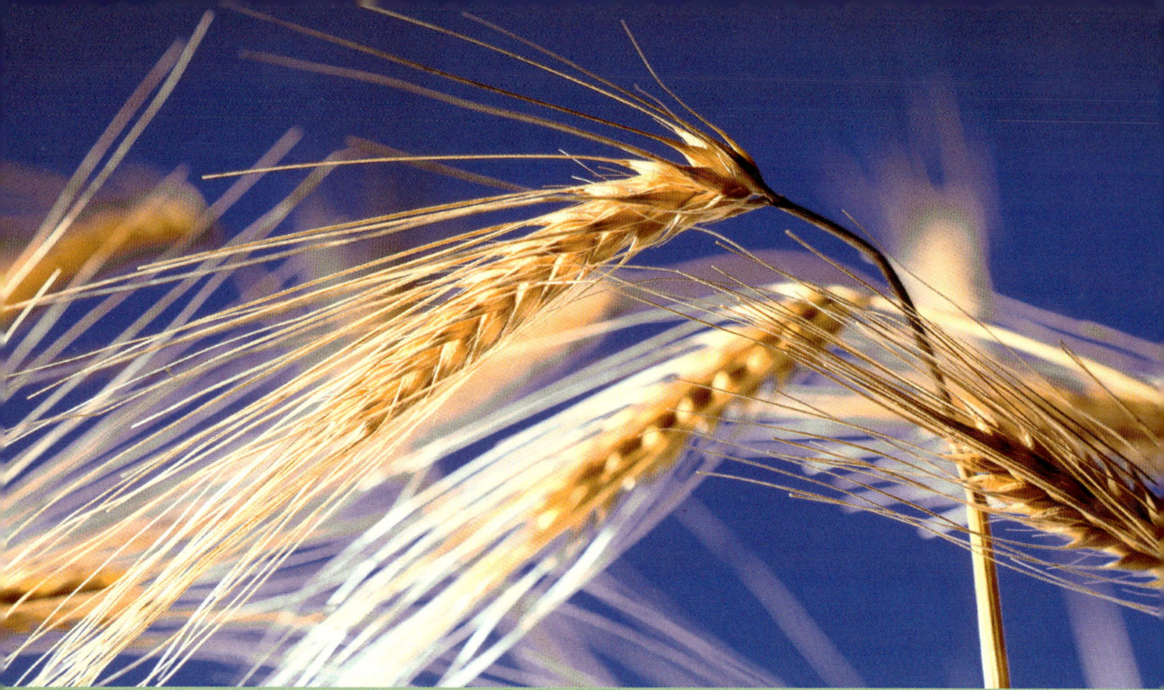

Lebens-Mittel für die Vollwerternährung

»Lasst unsere Nahrung so natürlich wie möglich!« – so einfach formuliert es Professor Kollath, der sich mit seinem Forschen um den Vollwert der Nahrung verdient gemacht hat.

Was heißt Vollwert?

Legen Sie ein Getreidekorn in die Erde. Es entfaltet sich zur ganzen Pflanze, die reiche Frucht trägt. Niemand würde auf die Idee kommen, dies mit Mehl, Keimling oder Kleie zu versuchen.

Das Ganze ist mehr als seine Teile

Samen, Früchte, unzerstörte Pflanzen sind wahre Lebens-Mittel. Sie stellen Ganzheiten dar, das Wertvollste für unseren Körper und zur Erhaltung unseres Lebens. Diese »Naturkonserven« enthalten, anders als Nahrungskonserven der Industrie, neben Eiweiß, Fett und Kohlenhydraten, Vitaminen, Mineralstoffen und Ballaststoffen auch Wuchsstoffe, Fermente, Enzyme, Duftstoffe, die Lebendigkeit und Vollwert naturbelassener Nahrung ausmachen.

So naturbelassen wie möglich

Solange Zerkleinerung und Erwärmung der Nahrung im Haushalt, auf dem Herd, zwischen den Zähnen und im Magen stattfindet, also kurz vor dem Verzehr und während wir essen, erhält unser Körper ein Optimum an wertvollen Stoffen. Je mehr die Nahrung durch komplizierte Prozesse künstlich verändert wird, desto mehr wird sie auf die nackten Inhaltsstoffe reduziert, desto weniger lebendig ist sie. Aus dem Lebens-Mittel wurde ein Nahrungsmittel, tote Materie.

Bioaktive Substanzen

Diese Schutz- Geschmacks- und Farbstoffe, in jedem natürlichen Lebensmittel enthalten, gewinnen in der Ernährungskunde immer mehr an Bedeutung. Sie mindern deutlich das Risiko für Infektionen, Herzkrankheiten und Krebserkrankungen, stärken das Immunsystem, senken den Blutdruck und halten den Blutzucker in Balance. Sie sind auch sinnlich wahrnehmbar. Vor allem Frischkost (ab S. 69) enthält viele bioaktive Substanzen.

So rein wie möglich

Gleich wichtig neben dem Vollwert steht der Reinwert der Nahrung. Industrielle Haltbarmachung, »Veredelungs«-Prozesse, Düngungs- und Schädlingsbekämpfungsmethoden der Landwirtschaft, Umweltverschmutzung, natureigene Giftstoffe – dies alles hinterlässt Schadstoffe in der Nahrung. Schadstofffreiheit wäre die notwendige Forderung an ein Lebensmittel; wir wissen aber, dass es heute großer Anstrengungen bedarf, auch nur Schadstoffarmut zu erreichen.

Gesund vom Boden her

Diese Forderung ist ebenso wichtig für die Vollwerternährung. Was aber ist gesunder Boden? Er sollte ein lebendiger Organismus sein, eine lebendige Ganzheit von Erde, Klein- und Kleinstlebewesen, gewachsen im Rhythmus von Werden und Vergehen.

Gesunder Boden – gesunde Pflanzen – gesunder Mensch

Wir begreifen heute, dass Acker- und Gartenböden zu lange ausgebeutet, durch künstliche Düngung ergänzt wurden und dadurch ihre Lebendigkeit zum Teil verloren haben. Wir brauchen ein umfassendes Wissen um biologische Zusammenhänge, das wir in die Praxis umsetzen können. Es wird eine unserer zentralen Zukunftsaufgaben sein, die Verödung unserer Böden aufzuhalten!

Beginnen Sie mit Ihrem eigenen Garten – siehe dazu Buchtipps ab Seite 122. Auch erfolgreiche Bio-Gärtner in Ihrer Nähe können Sie beraten! Wenn Sie Salat, Tomaten oder Gewürze aus einem chemiefreien Garten gekostet haben, wissen Sie, wie viel wohlschmeckender sie sind als Obst aus dem Supermarkt. Haben Sie einen Balkon, dann machen Sie sich die Blumentopfaufzucht von Petersilie, Schnittlauch und Bohnenkraut oder sogar Tomaten zum Freizeitspaß.

So frisch wie möglich

Das gibt es auch heute noch: natürliche Lebensmittel aus dem eigenen Garten oder frisch vom Bauernmarkt und baldmöglichst zubereitet. So gehen wenig wertvolle Inhaltsstoffe verloren, der - Geschmack bleibt optimal erhalten. Hierin liegt ein unermesslicher Schatz für Gesundheit und Wohlbefinden. Frisch gemahlenes Korn aus der eigenen Getreidemühle, schmackhaft zubereitet, gehört zum Besten, was eine Küche bieten kann. Alle lebenswichtigen Stoffe hat die Natur wohldosiert im Getreidekorn konserviert. Zwischen Mahlen und Verzehr sollten höchstens acht Tage vergehen; danach verliert Getreide rapide an Wert. Zugegeben, das Zubereiten von Frischkost dauert länger, es erfordert mehr Sorgfalt, mehr Wissen, eine bessere Planung als der schnelle Einkauf von Fertigprodukten und deren Zubereitung. Wer aber eine Zeit lang frisch zubereitete Vollwertgerichte gegessen hat, wird sich kaum nach der Zivilisationskost zurücksehnen und etwas mehr Arbeit gern auf sich nehmen.

Die Umstellung auf Vollwerternährung

Gehen Sie behutsam, Schritt für Schritt von Ihrer gewohnten Kost zur vollwertigen Ernährung über, damit sich Ihr Körper auf die neue Kost einstellen kann.

Grundsätze der Vollwertkost

- Vor jeder Hauptmahlzeit Frischkost,
- zu jeder Mahlzeit entweder Vollgetreide, Reis, Kartoffeln oder Hülsenfrüchte,
- ein breites pflanzliches Eiweißangebot,
- wenig tierisches Eiweiß, wenig Fett,
- auf gehärtete Fette verzichten, dafür naturbelassene Öle und Fette verwenden,
- Fleisch und Fisch höchstens als Beilage, nicht als Hauptgericht essen,
- für Vegetarier: regelmäßig Milchprodukte und Eier, aber in kleinen Mengen,
- Trinken vom Essen abkoppeln, Getränke sollten allenfalls »Würze« sein. Dafür zwischen den Mahlzeiten viel trinken!

Schritt für Schritt

Bei der Umstellung zählt jeder einzelne Schritt: Essen Sie morgens ein Müsli; verzichten Sie erst auf Bonbons, später auf den Eisbecher am Nachmittag; essen Sie Vollkornbrot statt Weißbrot, wählen Sie aus dem reichen Angebot, was Ihnen am besten schmeckt; verwenden Sie zum Kochen und Braten nur noch naturbelassene Öle und Fette …

INFO

LEITLINIEN FÜR DIE UMSTELLUNG

VERWENDEN SIE MEHR ...

- frisches Gemüse und Obst (auch als Zwischenmahlzeit)
- Vollkornprodukte in allen Variationen
- natürliche Süße (siehe S. 74)
- naturbelassene (native) Pflanzenöle und -fette, frische Butter
- schonend behandelte Milch, Sauermilch, Rohmilchkäse, Quark
- naturreine Samen, Nüsse, Kerne
- Meersalz, frische und getrocknete Kräuter
- Sojaprodukte (Tofu, Sojamilch)

VERWENDEN SIE WENIGER ...

- Gemüse und Obst aus Dosen; lange Gelagertes aus dem Supermarkt
- Weißmehlprodukte
- Zucker und Zuckerhaltiges
- raffinierte beziehungsweise gehärtete Fette und Öle
- ultrahocherhitzte Milchprodukte, Käse aus mehrfach erhitzter Milch
- gesalzene Nüsse
- Kochsalz, Brühwürfel und Fertigwürzen
- Fleisch, Wurstwaren, Eier

Hilfe bei Gewichtsproblemen

Als Reduktionskost sättigt Vollwertnahrung schnell und lang anhaltend und bietet viel Genuss. Sie brauchen keine Kalorientabelle: Je länger Sie sich vollwertig ernähren, desto besser erkennen Sie Ihren natürlichen Nahrungsbedarf. Naschereien oder Heißhungeranfällen können Sie immer leichter widerstehen.

Zunehmen – aber wie?

Untergewichtigen dient die Vollwertkost auch als Aufbaunahrung. Sie muss keineswegs mehr als 1500 bis 1800 Kalorien enthalten! Entscheidend für gute Nahrungsverwertung sind: intensiv kauen, sich Zeit nehmen, nach dem Essen ruhen – und warme Füße! Eventuell beim Essen eine Wärmflasche darunter legen.

Frischkost – lebendige Nahrung

Aus Frischkost (auch: Rohkost), einem der wesentlichen Bestandteile der Vollwertkost, sollte mindestens ein Drittel, besser die Hälfte der Nahrung bestehen. Je größer der Frischkostanteil, desto eher kann man von Heilnahrung sprechen. Nicht nur unerhitztes Gemüse, auch unerhitztes Getreide ist lebenserhaltend und heilsam. Wer die Vollwertkost als Heilnahrung über Monate, Jahre oder für immer braucht und sie gut verträgt, sollte den Frischkostanteil langsam zur erweiterten Frischkost (S. 81) steigern. Frischkost ist pflanzliche Nahrung im ursprünglichen Zustand. Sie darf nicht erhitzt werden; nur so bleiben die wertvollen Inhaltsstoffe zur Gänze erhalten.

Frischkost wird auch als Rohkost bezeichnet; weil der Begriff roh aber als grob, rau, hart missverstanden werden kann, verwenden wir in der Vollwertküche lieber den Begriff »Frischkost«. Frischkost ist lebendige Nahrung. Sie besteht aus allen Teilen der Pflanzen: aus Wurzeln, Stängeln, Blättern, Samen und Früchten, Keimen und Sprossen. Zur Frischkost gehören deshalb auch Getreide, Kräuter und kaltgepresste Öle. Auch milchsaure und tiefgekühlte Gemüse kann man noch zu den Frischkostprodukten zählen.

INFO

DIE VORZÜGE DER FRISCHKOST

- Sie versorgt den Körper optimal mit lebensnotwendigen Wirkstoffen wie Vitaminen, Mineralien und hochwertigen pflanzlichen Eiweißen.
- Ihre besonders große Dichte an Fermenten und Enzymen ist für Regenerierungsprozesse im Körper wichtig.
- Frischkost ist reich an Ballaststoffen, welche die Darmtätigkeit anregen und die Entgiftung unterstützen.
- Sie regt zu intensivem Kauen an, aktiviert die Verdauungssäfte, trainiert die Verdauungsorgane.
- Sie sättigt rasch, schmeckt gut und hat wenig Kalorien.

Frischkost kann auch Heilkost sein

Frischkost ist ideal für Übergewichtige, die weiter abnehmen und ihren Körper entgiften wollen. Sie ist wichtig für den Großstadtmenschen, der seinen Körper entschlacken und ihm wertvolle Stoffe zuführen will. Unentbehrlich ist sie für Kranke, die von Fasten und Frischkost zur Heilnahrung finden.

Reine und erweiterte Frischkost

In Form einer Kurzzeitdiät über ein bis drei Wochen ist reine Frischkost zu empfehlen. Für Langzeitdiäten (etwa eine 1200-Kalorien-/5040-Joule-Diät) ergänzt man sie mit Vorzugsmilch, Sauermilch, Buttermilch, wenig Sahne und Butter. Als warme Beilage zur Frischkost sind Gerichte aus Kartoffeln und Getreide zu empfehlen (ab S. 104 und 111). Frischkost ist unentbehrlicher Bestandteil der Ernährung für die Nachfastenzeit. Ihr Anteil sollte 50 Prozent des Gesamtgewichts Ihrer Nahrung ausmachen. Reine Frischkost besteht aus 100 Prozent Rohanteil, erweiterte Frischkost aus 70 bis 80 Prozent Rohanteil. (Tagespläne S. 80 und 81).

Tipps für die Zubereitung

Die Produkte für Frischkost sollten aus biologischem Anbau stammen. Sie müssen gut gewaschen und gereinigt werden.

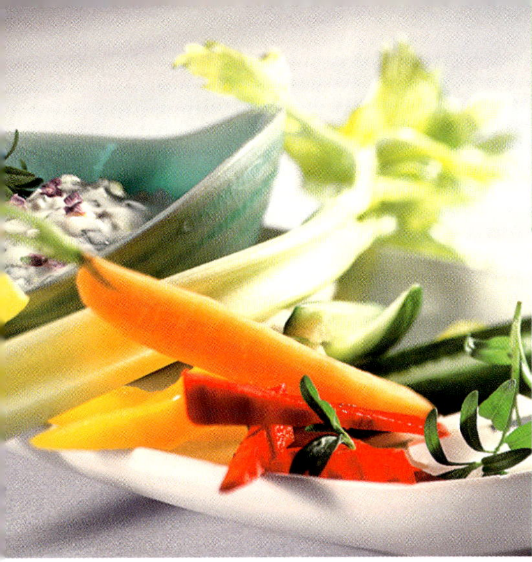

DIE IDEALE FRISCHKOSTPLATTE

TIPP

Eine ausgewogene Frischkostplatte sollte alle Pflanzenteile enthalten:

- Wurzel-/Knollen-/Kohlgemüse
- Blattsalat oder Stängelgemüse
- Früchte (z. B. Tomaten, Zucchini; Obst)
- Samen, Nüsse und Pflanzenöl
- Hülsenfrüchte-/Getreidekeimlinge

Wurzeln und Knollen sollten geschält oder mit einer Gemüsebürste gereinigt werden. Für zahnende Kinder, Ältere mit »dritten Zähnen« und Menschen mit empfindlichem Magen, die Frischkost noch nicht gewöhnt sind, sollten die Zutaten fein geschnitten, fein gerieben oder püriert werden. Mischen Sie nach dem Zerkleinern etwas Zitronensaft, Obstessig oder Sauermilch unter die Frischkost. Oder reiben Sie die Gemüsesorten in die vorbereitete Sauce. So bleiben die leicht flüchtigen Duft- und Wirkstoffe erhalten. Blattsalate sollten nur gründlich gewaschen, abgetropft oder trockengeschleudert verarbeitet werden, da sie sonst die Sauce nicht annehmen. Zarte Salate wie frischer Feldsalat oder Kopfsalat werden erst unmittelbar vor dem Verzehr mit der Sauce vermischt, damit sie nicht zusammenfallen. Bei festem Gemüse dauert es etwas länger, bis die Sauce gut durchgezogen ist.
Denken Sie daran: Das Auge isst mit! Versuchen Sie, die Frischkostplatte durch verschiedenfarbige Gemüse farbenfroh zu gestalten. Wichtig bei der Zusammenstellung ist, dass sowohl oberirdisch als auch unterirdisch wachsende Teile enthalten sind.
Wem die Vorbereitung einer Frischkostplatte zu viel Mühe macht, der kann sich auf wenige Zutaten beschränken und von Mahlzeit zu Mahlzeit die Gemüse- oder Obstsorte wechseln. Wer würziges, bodenfrisches Gemüse liebt wie Möhren, Kohlrabi und Rettich, kann seine Frischkost-Mahlzeit ohne Salz und Sauce verzehren.

Obst und Gemüse zusammen essen?

Die Erfahrung hat gezeigt, dass viele Menschen Obst- und Gemüseprodukte zusammen in einer Frischkostmahlzeit nicht so gut vertragen. Für sie empfiehlt es sich, die Frischkostmahlzeit ohne Obst zuzubereiten und Obst dafür reichlich in Form kleiner Zwischenmahlzeiten zu nehmen.
Ab Seite 88 finden Sie Rezepte für feine Frischkostsalate und für weitere Salatsaucen zum Variieren und Kombinieren.

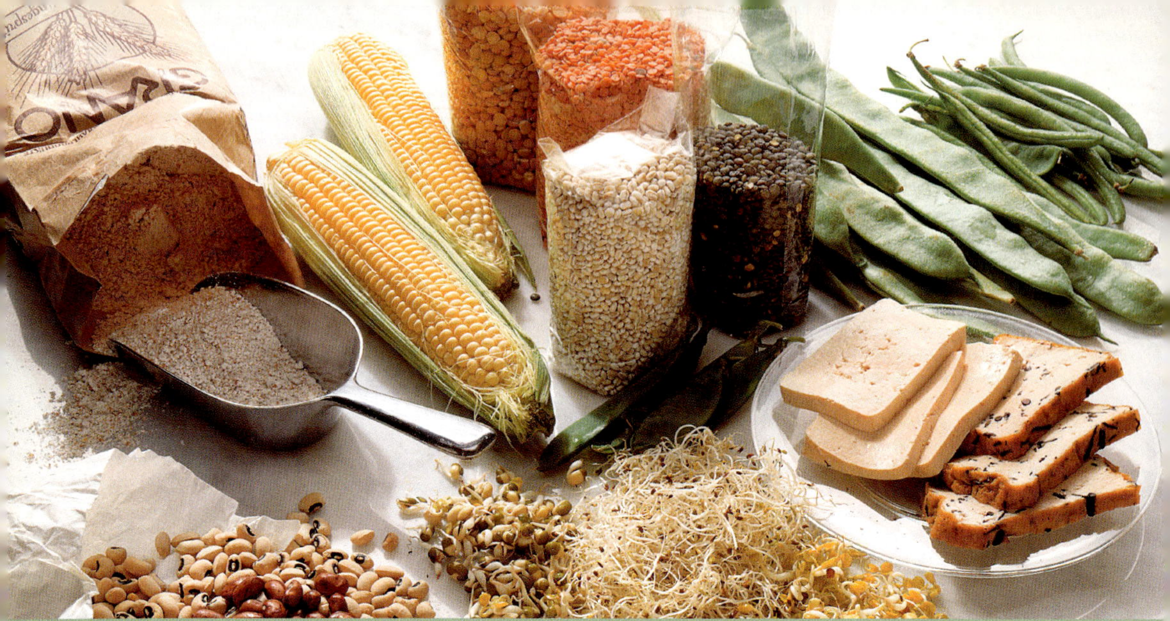

Schöpfen Sie aus dem Reichtum der Natur!

Kleine Vollwert-Warenkunde

Passend zu den Vollwertrezepten in diesem Buch finden Sie hier Tipps hinsichtlich der Zutaten für die gesunde Küche.

Getreide

Das unzerstörte Getreidekorn (Vollgetreide) ist die beste natürliche Lebensmittelkonserve: Es enthält so gut wie alle lebensnotwendigen Wirkstoffe und ist sehr lange haltbar. Getreide bildet die Grundlage einer gesunden Ernährung. Beschaffen Sie sich einen Vorrat an Weizen, Roggen, Hafer, Dinkel, Gerste, Grünkern, Vollreis, Hirse und Buchweizen, möglichst aus kontrolliert biologischem Anbau. Lagern Sie Getreide trocken und luftig.

Immer frisch

Im Naturkostladen, und zunehmend auch in Supermärkten, bekommen Sie geschrotete Ware aller Vollkornsorten. Allerdings verliert geschrotetes Getreide sehr rasch an gesunden Inhaltsstoffen. Wer Vollgetreide jeden Tag frisch aufbereiten will, braucht dazu eine Getreidemühle – eine einmalige Anschaffung, die sich in jedem Fall lohnt, ebenso wie eine Flockenpresse für stets frische Getreideflocken. In Naturkostläden und Reformhäusern erhalten Sie umfassende Infos zu den verschiedenen Geräten. In den meisten Naturkostläden und Reformhäusern können Sie sich die gewünschte Menge Getreide aber auch frisch schroten beziehungsweise mahlen lassen, um sie dann zu Hause – am besten innerhalb der nächsten Stunden – zu verarbeiten.

Obst und Gemüse

Saisongerecht geerntetes, regional erzeugtes Obst und Gemüse, am Morgen frisch auf dem Bauernmarkt gekauft – oder aus dem eigenen Garten –, schmeckt am besten und bietet einen hohen Gehalt an Vitaminen, Mineralstoffen, Ballaststoffen und bioaktiven Substanzen (S. 67).
Verzichten Sie dagegen auf alles, was die heimische Natur um diese Jahreszeit nicht bietet: Es kann sich nur um Ware handeln, die in Treibhäusern gezogen oder für den langen Transportweg haltbar gemacht worden ist – beides mindert ihren Wert erheblich. Eine Ausnahme bilden unbehandelte Zitrusfrüchte, die durch ihre stabile Schale einen Großteil ihrer Wirkstoffe behalten. Sie liefern uns gerade im Winter viel wichtiges Vitamin C und bringen Abwechslung in den Speiseplan.

Milch und Milchprodukte

Die weißen Fitmacher, möglichst aus ökologischer Landwirtschaft, versorgen uns wie kein anderes Lebensmittel mit Kalzium, das entscheidend für die Gesundheit der Knochen ist. Außerdem liefern sie viel Vitamin B_2, das Energievitamin für alle Körperzellen.
Am wertvollsten ist Vorzugsmilch (Rohmilch), da sie alle ursprünglichen Inhaltsstoffe enthält. Milch, die erhitzt oder gekocht wird, verliert an biologischem Wert. Säuerung und Reifung dagegen verbessern die Verträglichkeit und wirken sich günstig auf die Darmflora aus – wenn Ihre Verdauung also empfindlich auf Milch reagiert, probieren Sie es mit Sauermilchsorten wie Naturjoghurt, Dickmilch, Kefir, Schwedenmilch. Auch Quark, körniger Frischkäse, gereifte und wenig erhitzte Rohmilchkäsesorten sind zu empfehlen.
Achten Sie bei Milchprodukten immer auf den Fettgehalt (eventuell fettärmere Sorten wählen) und die Menge, denn Milchfett ist zwar gesund, enthält aber viele Kalorien.

SOJAPRODUKTE

TIPP

Warum sind die Ostasiat(inn)en so gesund, erkranken seltener an Krebs, vor allem Brustkrebs?
Man nimmt an, dass es mit ihrem hohen Sojakonsum zusammenhängt. Die Sojabohne enthält reichlich Kalzium und hochwertige Eiweiße, die sich gut mit Getreide ergänzen. Mit der Vielfalt an Sojaprodukten (Keimlingen, als Tofu, »Milch«, Sojasauce ...) können Sie sowohl Milch und Milchprodukte als auch Fleisch ersetzen, was z. B. bei Allergien hilfreich sein kann.

Fette und Öle

Es stimmt: Fette und Öle weisen von allen Nahrungsmitteln die meisten Kalorien auf. Täglich sollten Sie nicht mehr als 70 bis 80 Gramm davon aufnehmen.
Diese Menge beinhaltet auch versteckte Fette, etwa in Käse, Wurst, Nüssen.
Natürlich hergestellte Pflanzenöle sind aber auch wichtige Geschmacksträger und ein entscheidender Bestandteil der gesunden Ernährung, denn sie liefern die lebenswichtigen ungesättigten Fettsäuren.
Der Körper braucht sie, um Hormone zu bilden, sie schützen die Gefäße, Körperzellen und Nerven und transportieren die fettlöslichen Vitamine aus der Nahrung in den Körper. Auch Nüsse liefern diese Stoffe (siehe rechts).
Am gesündesten sind naturbelassene kaltgeschlagene Öle mit einem hohen Anteil an einfach ungesättigten Fettsäuren, etwa Raps- und Olivenöl. Durch ihr intensives Aroma helfen sie sogar, Fett einzusparen.

- Als Brotaufstrich eignen sich frische Butter und Pflanzenmargarine mit hohem Anteil an naturbelassenen Pflanzenölen.
- Zum Backen und Kochen empfehlen sich Oliven- oder Rapsöl, Butter oder gute Pflanzenmargarine. Zum Braten ungehärtetes Kokosfett sowie Butterschmalz aus dem Naturkostladen. Wichtig beim Braten: Vermeiden Sie stets ein Überhitzen der Fette!

Einige Öle verlieren beim Erhitzen an Wert. Verwenden Sie empfindliche Keim- und Nussöle deshalb nur für Salate. Für Quarkspeisen eignet sich das aromatische Leinöl sehr gut.

Nüsse und Samen

Sie haben es in sich: Nüsse und Samen enthalten wertvolle Fette, Vitamin E und B sowie Eisen. Wegen ihres hohen Fettgehaltes sollten sie allerdings eher sparsam verwendet werden, beispielsweise als köstliche, knackige »Würze« fürs Müsli.
Achten Sie beim Einkauf auf unbehandelte (Bio-)Produkte, und zerkleinern Sie Nüsse erst kurz vor dem Verzehr.

Süßmittel

Süßen – ja, natürlich! So lautet der Slogan für die Vollwertküche. Raffinierter »Haushaltszucker« hingegen findet hier keine Verwendung (siehe auch S. 13).
Aber auch die gesünderen Alternativen sollten eher als Würze dienen und entsprechend sparsam eingesetzt werden.
Geeignet sind Honig (nicht wärmebehandelt), mit Honig gesüßter Sanddornsaft, Apfel- oder Birnendicksaft. Vollrohrzucker und Sirupe sind dagegen stärker verarbeitet. Sie haben jedoch gegenüber dem raffinierten Zucker den Vorteil, dass sie viel Aroma haben und deshalb sparsamer verwendet werden können.

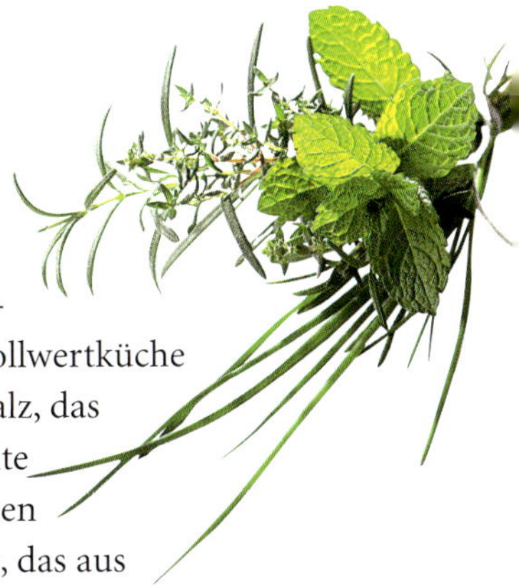

Natürliche Süße: Trockenfrüchte

Eine aromatische Süße sind auch Trockenfrüchte wie beispielsweise Aprikosen oder Pflaumen. Achten Sie beim Einkauf auf Hinweise wie »unbehandelt« oder »nicht geschwefelt«. Trockenobst am Vorabend mit Wasser bedeckt einweichen.

Gewürze

- Echte Vanille verleiht Desserts und Müslis ein köstliches Aroma. Sie hebt die Stimmung und regt an. Kaufen Sie Vanille in Schoten und schaben Sie jeweils nur so viel Mark heraus, wie Sie brauchen.
- Fein abgeriebene Zitronen- und Orangenschale setzt ihre ätherischen Öle frei und gibt fruchtigen Desserts eine besondere Note. Verwenden Sie nur Früchte aus kontrolliert biologischem Anbau.
- Frische Küchenkräuter, gezogen im eigenen Garten, auf dem Balkon oder Fensterbrett, sowie Wildkräuter sind für die Vollwertküche unentbehrlich; ihre ätherischen Öle, Bitterstoffe, Vitamine, Mineralstoffe, Spurenelemente und Fermente regen Appetit und Verdauungstätigkeit an. Viele Küchenkräuter sind gleichzeitig Heilpflanzen mit besonderem Gesundheitswert (siehe Buchtipps S. 122).
- Werden Gewürzkräuter sachgerecht getrocknet, entwickeln sie ein intensives Aroma. Achten Sie auf biologische Ware, die im Unterschied zur konventionellen nicht chemisch behandelt wird.

Salz

Statt gebleichtem Salinen- oder Meersalz gehört in die Vollwertküche jodiertes Vollmeersalz, das auch Spurenelemente enthält. Zu empfehlen ist auch Kräutersalz, das aus Trockengemüsekräutern und etwa 90 Prozent Vollmeersalz besteht. Dosieren Sie in jedem Fall sparsam! Zu viel Salz (mehr als 5 g pro Tag) kann zu Bluthochdruck führen. Wenn Sie Ihre Mahlzeiten mit viel frischen Kräutern würzen und gut kauen, benötigen Sie weniger Salz.

Essig

Essig pflegt das Darmmilieu und regt die Darmtätigkeit an, er fördert die Bildung wichtiger Aminosäuren, die Fett abbauen helfen. Essig fördert die Aufnahme von Eisen aus dem Darm und schützt die Gefäße. Und er verfeinert das Geschmacksempfinden, sodass weniger Salz und Fett benötigt werden. Geben Sie (Bio-)Obstessig den Vorzug. Er entschlackt und entwässert durch seinen Kaliumgehalt. Meist wird er aus Äpfeln hergestellt und hat ein zartes Aroma.
Weniger empfehlenswert sind dagegen Branntweinessig oder Essigessenz, denn sie »erschlagen« eher das Aroma der Speisen, statt es hervorzuheben.

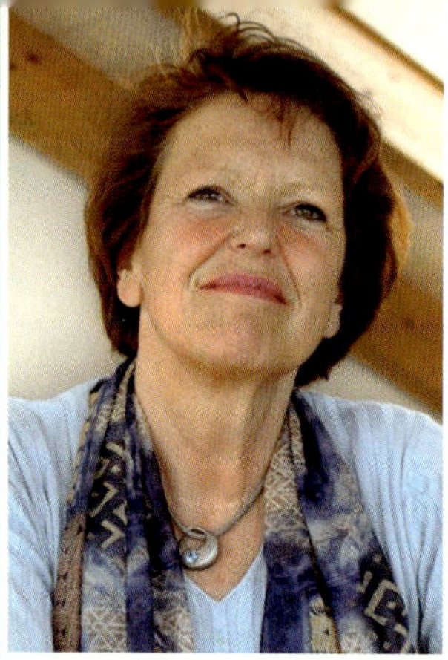

SO GELINGT DIE UMSTELLUNG

Roswitha Zidorn ist Fastenleiterin in der Deutschen Fastenakademie und Trainerin für Nordic Walking. Wir fragten sie zu Vollwertkost und Kostaufbau.

Wie helfen Fastenklinik/Fastengruppe bei der Umstellung?

In der Gruppe hilft einer dem anderen. Essenlernen und gemeinsame Zubereitung der Speisen sind in der Lehrküche noch wichtiger als das Fasten! In meinen Fastengruppen am Wohnort bekommen die Teilnehmer am Ende der Fastenwoche Rezepte aus der Vollwertküche mit, nachdem wir gemeinsam den Aufbau genossen haben. Nach 4 bis 6 Wochen treffen wir uns wieder, und jeder bringt ein Gericht aus seiner Vollwertküche mit.

Vertragen eigentlich auch Kinder die Vollwertkost ohne Probleme?

Natürlich: Wenn Sie die Nahrungsmittel für kleine Kinder fein verarbeiten. Für ältere (mit kräftigen Zähnen) darf's etwas gröber sein. Wichtig ist, dass die Kinder sorgfältig kauen und zwischen den Mahlzeiten viel trinken!

Kann man mit Vollwertkost besser abnehmen bzw. schlank bleiben?

Ja! Sie sind schneller satt und zufrieden, weil Ihr Körper alles bekommt, was er braucht – selbst bei stark kalorienreduzierter Kost, z. B. mit 1200 kcal. Wichtig: gut kauen! Und nicht vergessen: Ohne Bewegung geht gar nichts. Für mich ist Nordic Walking die ideale Trainingsform; es macht jeden Tag mehr Spaß!

Worauf sollten Vegetarier bei ihrer Ernährung achten?

Sie brauchen eine ausgewogene Kombination von Obst, Gemüse, Hülsenfrüchten, Getreide, Nüssen, Samen und Sprossen; damit bekommen sie alles Notwendige. Die Jodversorgung mit Jodsalz abdecken! Für die Vitamin-B_{12}-Zufuhr sorgen Milchprodukte.

Welche Vorteile hat die ökologische Tierhaltung?

Die Tiere werden artgerecht gehalten, und der Mensch profitiert von gesünderen, viel schmackhafteren Produkten. Bei Öko-Landwirten werden Tierhaltung und Pflanzenbau verbunden, diese Arbeitsweise macht wiederum Spritz- und Düngemittel beim Anbau unnötig.

Umgang mit vollwertigen Lebensmitteln

Behandlung von Gemüse

Gemüse wird in wenig Wasser oder Gemüsebrühe gedünstet, bis es bissfest ist. Bereiten Sie nicht mehr zu, als für eine Mahlzeit vorgesehen ist. Jedes Aufwärmen bedeutet einen Verlust an Inhaltsstoffen; bitte nur kurz erhitzen!
Angeschnittenes Gemüse kann für ein bis zwei Tage, in Folie gewickelt, im Gemüsefach des Kühlschranks aufbewahrt werden. Bereits geputztes und zerkleinertes Gemüse dürfen Sie nicht liegen lassen – die feinen Stoffe oxidieren zu leicht. Farb-, Geschmacks- und Vitaminverluste treten auf. Blattgemüse kühl, dunkel und nicht zu lange lagern. Wenn Sie Gemüse nicht frisch bekommen, sollten Sie Tiefkühlkost nehmen, sie ist immer noch wertvoller als Gemüse aus der Dose.

Umgang mit Vollgetreide

Kochen: Getreide bei schwacher Hitze quellen lassen ist das schonendste Verfahren. Weizen, Roggen, Gerste, Grünkern oder Reis – jede Getreideart separat in doppelter Menge Wasser 6 bis 10 Stunden lang einweichen. Dann im Einweichwasser aufkochen und bei äußerst schwacher Hitze bis zu 1 Stunde köcheln lassen. Die gequollenen Körner würzen, umrühren und einige Minuten nachquellen lassen. Je nach Quellfähigkeit der Getreideart Wasser nachgießen.
Buchweizen, Hirse und Nackthafer ebenfalls mit der doppelten Menge Wasser aufsetzen, nach dem Aufkochen bei schwacher Hitze 15 bis 30 Minuten köcheln lassen.
Darren: Getreide im Sieb kalt und warm abspülen, abtropfen lassen, auf einem Backblech bei 80 °C 20 bis 30 Minuten darren, ab und zu wenden. Macht Getreide leichter verdaulich.
Keimen: siehe Seite 88.

Speiseplan für 1 Woche Vollwerternährung

Dieser Wochenplan soll all jenen den Einstieg erleichtern, die mit Vollwertgerichten wenig Erfahrung haben.
Die Seitenverweise in Klammern geben an, wo Sie im Buch die Rezepte dazu finden.
Alle Rezepte sind für 1 Person berechnet.
Kalorien-/Joule-Gehalt: Ohne die kursiv und in Klammern gesetzten Zusatzmahlzeiten nehmen Sie täglich etwa 1200 Kalorien/5040 Joule zu sich, mit den Zusatzmahlzeiten etwa 1500 bis 1800 Kalorien/6300 bis 7560 Joule. Wer übergewichtig ist, kann mit der 1200-Kalorien-/5040-Joule-Vollwertkost langsam, aber sicher abnehmen. Die Zusammenstellung der Gerichte garantiert, dass Sie satt werden und sich vollwertig ernähren – mit allen notwendigen Nährstoffen.

7 Tage Vollwerternährung

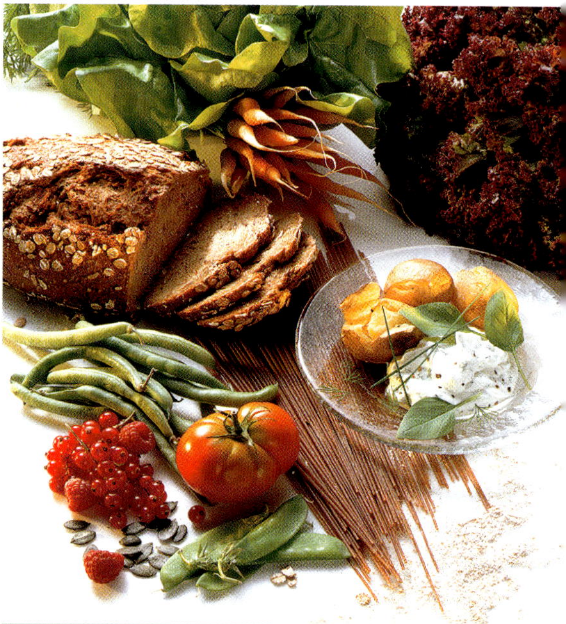

MONTAG

Morgens: Apfelmüsli, S. 83 *(1 Scheibe Vollkornbrot, 1 TL Butter, Kräuterquark)*
Mittags: Frischkostplatte, S. 71, Fünfkornbratlinge, S. 105, Fenchelgemüse in Tomatensauce, S. 111, Gefüllte Grapefruit, S. 116
Abends: Frisches Obst oder Gemüse, Marinierter Handkäse, S. 119, und 1 Scheibe Vollkorn- oder 2 Scheiben Knäckebrot

DIENSTAG

Morgens: Birnenmüsli, S. 83 *(1 Vollkornbrötchen, 1 Scheibe Schnittkäse, 1 TL Butter, 1 Tomate)*
Mittags: Frischkostplatte, S. 71, Gefüllte Spinatpfannkuchen, S. 109 *(Orangencreme, S. 117)*
Abends: Frisches Obst oder Gemüse oder Blattsalat, Gefüllte Tomaten, S. 121, und 1 Scheibe Vollkorn- oder 2 Scheiben Knäckebrot

MITTWOCH

Morgens: Orangenmüsli, S. 83 *(1 Scheibe Vollkornbrot, Salatgurke in Scheiben, pflanzlicher Brotaufstrich)*
Mittags: Frischkostplatte, S. 71, Zucchini-Hirse-Pfanne, S. 104 *(Reissalat Hawaii, S. 118)*
Abends: Frisches Obst oder Blattsalat und Champignon-Tomaten-Brot, S. 120

DONNERSTAG

Morgens: Ananasmüsli, S. 84, *(1 Vollkornbrötchen, Frischkäse mit Radieschen, S. 86)*
Mittags: Frischkostplatte, S. 71, Allgäuer Spätzle, S. 108 *(Himbeercreme, S. 117)*
Abends: Frisches Obst, Gemüse oder Blattsalat, Zwiebelsuppe, S. 102, Gefüllte Kartoffeln, S. 112

FREITAG

Morgens: Hafermüsli mit Banane, S. 84, *(1 Scheibe Vollkornbrot, 1 TL Butter, Aprikosenpaste, S. 87)*
Mittags: Frischkostplatte, S. 71, Gefüllte Zwiebel, S. 112, Gedünsteter Naturreis, S.110 *(Sanddornapfel, S. 116)*
Abends: Frisches Obst, Gemüse oder Blattsalat, Grüne Vollkornnudeln mit Walnusssauce, S. 108

SAMSTAG

Morgens: Fünfkornmüsli, S. 84 *(1 Vollkornbrötchen, 1 TL Kräuterbutter, 1 Scheibe Emmentaler Käse)*
Mittags: Frischkostplatte, S. 71, Buchweizenpfanne, S. 107 *(Obstsalat mit Trockenfrüchten, S. 118)*
Abends: Frisches Obst, Gemüse oder Blattsalat, Dänischer Käsesalat, S. 119, und 1 Scheibe Vollkornbrot

SONNTAG

Morgens: Warmer süßer Getreideschrotbrei, S. 84 *(1 Scheibe Vollkornbrot, 1 TL Butter, 1 TL Honig, mit Quark vermischt)*
Mittags: Frischkostplatte, S. 71, Kartoffelgratin, S. 113 *(Erdbeercreme, S. 117)*
Abends: Frisches Obst oder Blattsalat, Grünkernklößchensuppe, S. 102, Sellerieschiffchen mit französischer Käsecreme, S. 120, 1 Scheibe Vollkorn- oder 2 Scheiben Knäckebrot

TAGESPLAN FÜR REINE FRISCHKOST

800 Kalorien/3360 Joule (ohne Zwischenmahlzeiten)

Früh	Tee zum Aufwachen (Rosmarin, Kamille, Fenchel, Ginseng, leichter Schwarztee); Ende des nächtlichen Fastens (s. S. 54)	
Frühstück	Frischkornmüsli (ab S. 82) aus täglich wechselnden Getreidesorten, Früchten und Nüssen	
Vormittag	5-stündige Nahrungspause. Trinken (Kräutertee): Linde, Malve, Pfefferminze, Brennnessel, Thymian, Salbei, Brombeerblätter, Erdbeerblätter; Mineralwasser	
Mittagessen	Frischkostplatte (S. 71): mit täglich wechselnden Zutaten	
Nachmittag	5-stündige Nahrungspause. Trinken (Früchtetee): Hagebutten, Apfelschalen, Orangenblüten, Mischtees	
Abendessen	Frischkostplatte wie zu Mittag oder Obstsalat mit Saisonobst und Nüssen	
Abend	Nahrungspause! Trinken (Tee): Zitronenmelisse, Orangenblüten, Anis, Kümmel, Kamille, Brennnessel; Mineralwasser; damit beginnt das 10- bis 12-stündige Fasten über Nacht	
Zusätzlich ...	Wenn Sie nicht satt werden (auch nicht durch Trinken und Bewegung), ergänzen Sie die Frischkost mit 240 g Pellkartoffeln oder mit Naturreis (Trockengewicht 45 g)	
... oder eine Zwischenmahlzeit	**Vormittag**	Obst, z. B. 1 Apfel, Birne, Orange, 1 kleines Schälchen Beeren, 1 Hand voll Steinobst (Kirschen, Pflaumen ...)
	Nachmittag	1 Apfel, einige Nüsse (3 Walnüsse, 10 Haselnüsse)

Ohne Zwischenmahlzeiten fasten Sie 2-mal täglich 3 Stunden, 10 Stunden nachts: der ideale Übergang vom Fasten zum Essen.

TAGESPLAN FÜR ERWEITERTE FRISCHKOST

1200 Kalorien/5040 Joule, mit zwei Zwischenmahlzeiten ca. 1800 Kalorien/7560 Joule

Früh	Tee zum Aufwachen (wie im Tagesplan links); Ende des nächtlichen Fastens
Frühstück	Frischkornmüsli (ab S. 82), Vollkornbrot mit Butter, süßem oder pikantem Aufstrich (ab S. 85) oder mit Tomate, Gurke oder Radieschen
Vormittag	5-stündige Nahrungspause. Trinken: Wasser, Malzkaffee, Tee
Mittagessen	Frischkostplatte (S. 71), warme Beilage: Pell- oder Bircher-Kartoffeln (S. 26/34) oder gedünsteter Naturreis (S. 110), Hirsotto (S. 28) Quark-Nachspeise auch mit Naturjoghurt oder Dickmilch
Nachmittag	5-stündige Nahrungspause. Trinken: Tee (wie im Tagesplan links) oder Getreidekaffee und Milch
Abendessen	Frischkostplatte (S. 71) mit Obstsalat als Vorspeise, oder mit warmer Beilage: Pell- oder Bircher-Kartoffeln (S. 26/34), gedünsteter Naturreis (S. 110), Hirsotto (S. 32). Vollkornbrot, Butter, Aufstrich (ab S. 85)
Abend	Tee oder Mineralwasser (wie im Tagesplan reine Frischkost); Beginn des Fastens über Nacht: 12-stündige Nahrungspause!
Zusätzlich	Wenn Sie trotz Bewegung und Trinken nicht satt werden oder zwischendurch Hunger bekommen, nehmen Sie Zwischenmahlzeiten: entweder Obst und Nüsse (wie im Tagesplan links) oder 1 Scheibe Vollkorn- oder 2 Scheiben Knäckebrot mit Aufstrich (ab S. 85) oder 1 Glas Milch/Buttermilch/Molke/Naturjoghurt

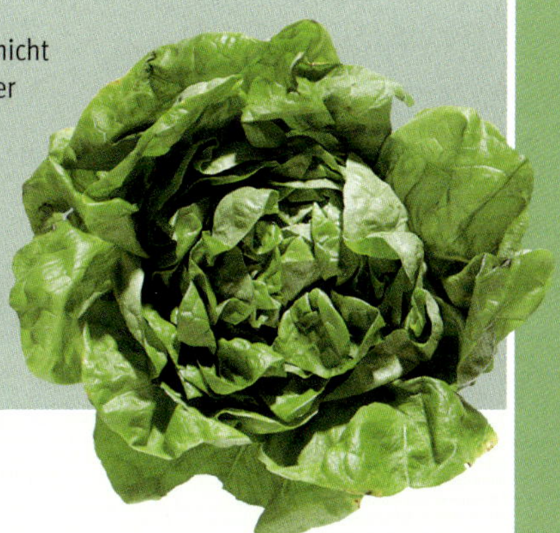

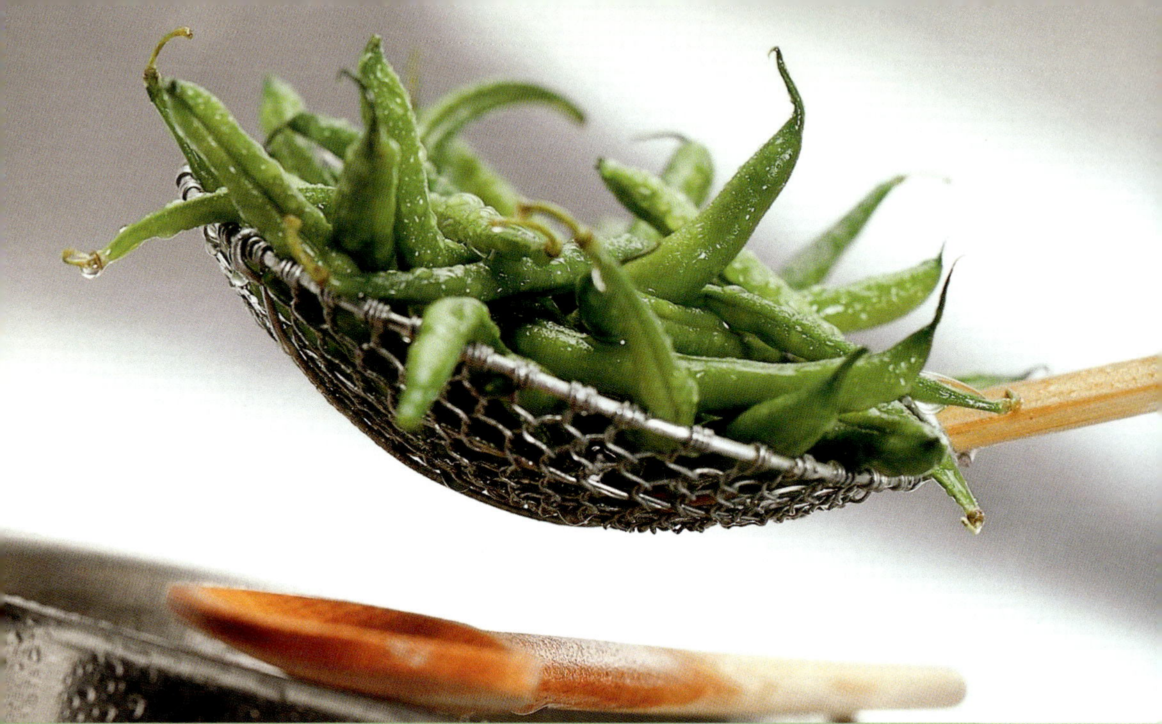

Rezepte aus der Vollwertküche

Neben den Rezepten ab Seite 25 finden Sie hier nun 95 köstliche, einfach zuzubereitende vollwertige Gerichte. Außer gesunden Nahrungsmitteln brauchen Sie in der Küche neben den üblichen Geräten eine grobe Raspel, eine feine Reibe sowie eine Gemüsebürste. Sehr zu empfehlen sind Getreidemühle und Flockenquetsche (S. 72). Anfangs können Sie statt frischem Getreideschrot und selbst gepressten Flocken auch fertige Vollkornflocken nehmen.

Müslis

Müslis sind schnell zubereitete vollwertige Gerichte, die wenig Kalorien haben, aber dauerhaft sättigen. Unentbehrlich: das Frühstücksmüsli als gesunde und nährstoffreiche Grundlage für einen guten Start in den Tag. Bereiten Sie Ihr tägliches Müsli so abwechslungsreich wie möglich zu: Kombinieren Sie das Getreide mit frischen Früchten der Saison und mit Nüssen und Samen.

Apfelmüsli

2 EL Weizen, grob geschrotet ▪ 1 Apfel ▪ 3 EL Sahne/Dickmilch ▪ 1 TL Zitronensaft ▪ 1 TL gehackte Haselnüsse ▪ 1 TL Sanddornsaft ▪ einige Beerenfrüchte

1 Den Weizenschrot über Nacht in 2 EL Wasser einweichen.
2 Am Morgen den Apfel waschen, vierteln, vom Kerngehäuse befreien und in den Brei raspeln.
3 Sahne oder Dickmilch, Zitronensaft, die gehackten Nüsse und den Sanddornsaft untermischen. Mit den Beeren garnieren.

Orangenmüsli

2 EL Weizen, grob geschrotet ▪ 1 TL Pinien-/Sonnenblumenkerne ▪ 1 kleiner Apfel ▪ 1 kleine Orange ▪ 1 TL Sanddornsaft ▪ 3 EL Buttermilch

1 Den Weizenschrot über Nacht in 2 EL Wasser einweichen.
2 Morgens Pinien- und Sonnenblumenkerne in einer trockenen Pfanne bei schwacher Hitze leicht anrösten.
3 Den Apfel waschen, vom Kerngehäuse befreien und in den Brei raspeln. Die Orange schälen, in Spalten teilen, die Spalten von den Häutchen befreien und klein schneiden.
4 Alles mit Sanddorn und Buttermilch unters Müsli heben. Mit den Kernen bestreuen.

Birnenmüsli

Je 1 EL grob geschroteter Weizen und Roggen ▪ 1 kleine Birne ▪ 2–3 EL Sauermilch ▪ 1 TL Zitronensaft ▪ 3 gehackte Haselnusskerne ▪ 1 TL Apfeldicksaft oder Honig

1 Den Getreideschrot über Nacht in 2 EL Wasser einweichen.
2 Am Morgen die Birne waschen, vierteln, vom Kerngehäuse befreien und drei Viertel ungeschält in den Brei raspeln, mit allen übrigen Zutaten unter das Müsli mischen.
3 Das letzte Birnenviertel in Spalten schneiden und das Müsli damit garnieren.

› Ob mit süßen oder säuerlichen Birnen – dieses Müsli schmeckt allen!

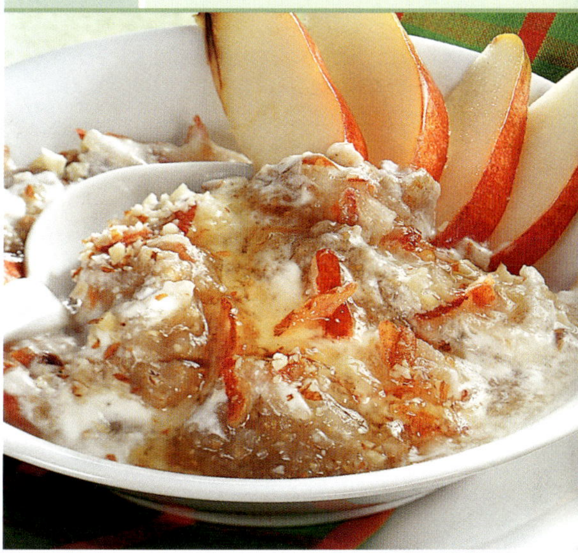

Ananasmüsli

2 Backpflaumen (oder 2 Datteln oder 1 Trockenfeige) ▪ 1 kleiner Apfel ▪ 2 Scheiben frische Ananas ▪ 2 EL gekeimter Weizen (siehe S. 88) ▪ 4 EL Apfelsaft ▪ je 1 TL Sanddorn- und Zitronensaft ▪ 1 TL Sonnenblumenkerne

1 Die Backpflaumen über Nacht von Wasser bedeckt einweichen.
2 Morgens den Apfel waschen, vierteln, vom Kerngehäuse befreien und raspeln. Ananasscheiben schälen, halbieren, von der harten Mitte befreien und klein schneiden. Pflaumen abgießen und fein hacken. Weizen spülen, abtropfen lassen.
3 Alles locker mischen. Sanddorn- und Zitronensaft unterziehen. Die Sonnenblumenkerne in einer trockenen Pfanne leicht bräunen und übers Müsli streuen.

Fünfkornmüsli

2 EL Fünfkornmischung, grob geschrotet (Weizen, Hafer, Gerste, Roggen, Hirse zu gleichen Teilen) ▪ 40 g Trauben ▪ 1 kleiner Apfel ▪ 4 EL Milch ▪ je 1 TL Honig und Zitronensaft

1 Den Fünfkornschrot über Nacht in 2 EL Wasser einweichen.
2 Morgens den Apfel vierteln, vom Kerngehäuse befreien, raspeln. Mit Milch, Honig und Zitronensaft unter den Schrot heben.
3 Die Trauben waschen, halbieren und das Müsli damit garnieren.

Hafermüsli mit Banane

2 EL Hafer, grob geschrotet ▪ 1/2 Banane ▪ 1 kleiner Apfel ▪ 4 EL Dickmilch ▪ je 1 TL Zitronen- und Sanddornsaft

1 Den Haferschrot 15 Min. in 2 EL Wasser einweichen.
2 Die Banane schälen, die Hälfte zerdrücken. Den Apfel waschen, vierteln, vom Kerngehäuse befreien und raspeln. Beides mit der Dickmilch, dem Zitronen- und Sanddornsaft unter den Hafer mischen.
3 Mit Bananenscheiben garnieren.

Warmer süßer Getreideschrotbrei

2 EL Weizen oder Fünfkornmischung (siehe links), grob geschrotet ▪ 1 TL Rosinen/1 Backpflaume ▪ 1 TL Sanddornsaft ▪ 1 Prise Meersalz ▪ 2 EL Milch oder Sahne

1 Den Weizenschrot mit dem Trockenobst (Backpflaume hacken) in 4 EL Wasser einweichen und über Nacht quellen lassen.
2 Morgens den Weizen in 100 ml Wasser aufkochen und in 5 Min. bei schwacher Hitze ausquellen lassen. Mit Sanddorn und Salz würzen, Milch/Sahne unterrühren.
Herzhafte Variante: Den Weizen ohne Trockenobst quellen lassen und nach dem Kochen mit 2 Prisen Kräutersalz würzen; Milch oder Sahne, nach Belieben auch Möhren- oder Sellerieraspel zufügen.

Brotaufstriche

An Brotaufstriche aus Quark (= Topfen) müssen wir uns kaum gewöhnen: Kräuterquark, Quark mit gehackter Zwiebel oder mit Knoblauch sind beliebt als herzhafter Brotaufstrich fürs Frühstück oder für die kleine Zwischenmahlzeit. Wenn Sie Ihre Quark- oder Käseaufstriche mit viel geschmacklicher Abwechslung zubereiten, werden Sie die vielleicht bisher gewohnte Wurst kaum vermissen. Statt mit Quark kann man auch mit Frischkäse, Hüttenkäse (körniger Frischkäse) oder Schafskäse reizvolle, kalorienarme Imbisskombinationen bereiten.
Für alle, die auf Süßes zum Frühstück nicht verzichten möchten, empfehlen wir das Feigen-Pflaumen-Mus oder die Aprikosenpaste (S. 87), die nicht nur als vorzügliche Brotaufstriche, sondern auch als süße Würze fürs Müsli verwendet werden können.

Körniger Kräuter-Frischkäse

1/4 Zwiebel ▪ 1 TL frisch gehackte Kräuter ▪ 1 Prise Kräutersalz ▪ nach Belieben 1 Prise Hefeflocken ▪ 50 g körniger Frischkäse

Die Zwiebel schälen, sehr fein würfeln und mit den anderen Zutaten unter den Frischkäse mischen; kräftig abschmecken.
Fruchtige Variante: 1/2 kleinen Apfel ohne Kerngehäuse fein würfeln und mit 1 TL gehackten Walnüssen und 1 Spritzer Zitronensaft unter den Käse mischen.

Korsischer Brotaufstrich

25 g Schafskäse ▪ 1 EL Magerquark ▪ 3 schwarze Oliven ▪ 1 TL gehackte Kräuter

Den Schafskäse mit einer Gabel zerdrücken und mit dem Quark verrühren. Die Oliven entsteinen, klein hacken und unterheben; die Kräuter darüber streuen.

› Mit den Aufstrichen lässt sich auch ein prima Imbiss fürs Büro vorbereiten.

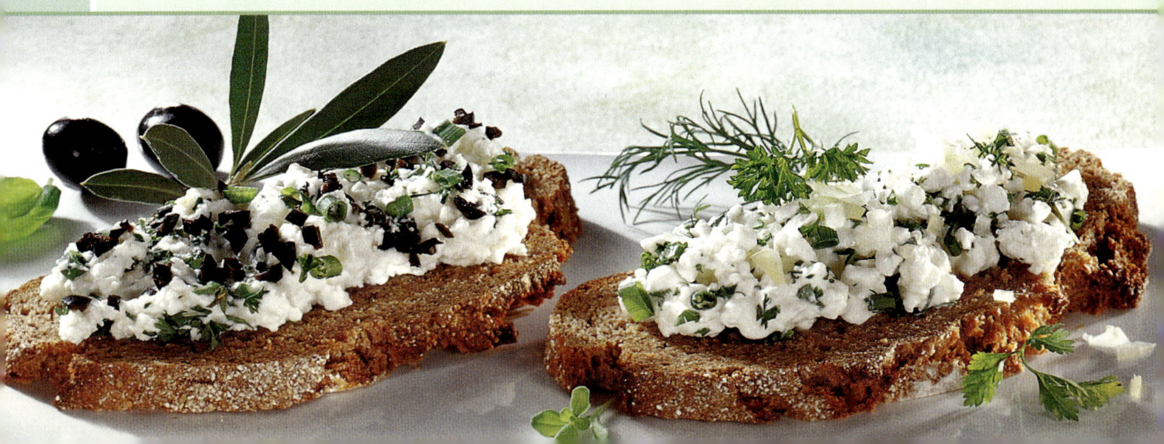

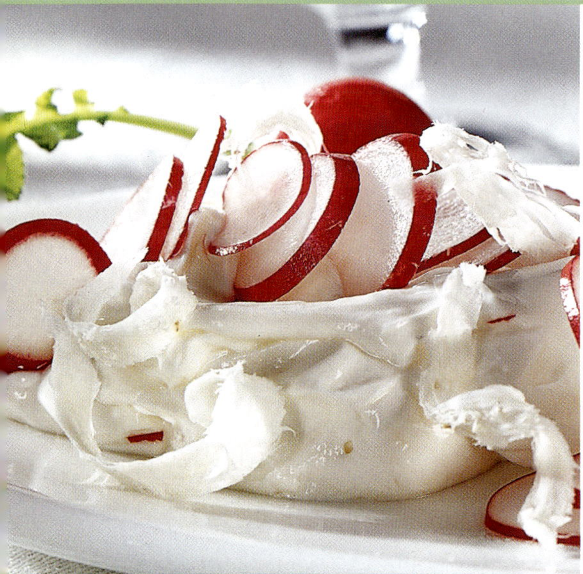

Gesunde, leckere Schärfe: Radieschen und Meerrettich.

Frischkäse mit Radieschen

40 g Doppelrahm-Frischkäse ▪ 1 EL Milch ▪ 1/2 TL frisch geriebener Meerrettich ▪ 1 Spritzer Zitronensaft ▪ 3 Radieschen

Frischkäse und Milch glatt rühren, mit Meerrettich und Zitronensaft abschmecken. Die Radieschen waschen, in feine Scheiben schneiden, den Frischkäse damit belegen.

Kräuterquark

125 g Magerquark ▪ 2 EL Milch ▪ 1 TL Leinöl oder Rapsöl ▪ 1/4 Zwiebel ▪ 2 TL frisch gehackte gemischte Kräuter ▪ 1 Prise Kräutersalz ▪ 1 Spritzer Zitronensaft

Quark, Milch und Öl glatt rühren. Die Zwiebel fein würfeln, mit den Kräutern unter die Quarkmasse ziehen; mit Kräutersalz und Zitrone abschmecken.

Leinsamenpaste

1 EL Dickmilch ▪ 2 TL weiche Butter ▪ 1 EL fein gemahlener Leinsamen ▪ 1 TL frisch gehackte Kräuter ▪ je 1 Prise Hefeflocken und Kräutersalz ▪ einige dünne Scheiben Salatgurke

Die Dickmilch mit der Butter mischen. Den Leinsamen und die gehackten Kräuter mit den Hefeflocken und dem Kräutersalz unter die Dickmilch ziehen; mit Gurkenscheiben garnieren.

Gurkenquark

125 g Magerquark ▪ 2–3 EL Milch oder Dickmilch ▪ 1 kleine Zwiebel ▪ 1 kleine Gewürzgurke oder 1/8 Salatgurke ▪ 1 Prise scharfes Paprikapulver ▪ 1 Msp. frische Dillspitzen ▪ Meersalz

1 Den Quark mit der Milch oder der Dickmilch glatt rühren.
2 Die Zwiebel schälen und in feine Würfel schneiden, die Gewürzgurke fein hacken/Salatgurke schälen und raspeln.
3 Alles unter den Quark heben; mit dem Paprikapulver und Salz abschmecken und mit den Dillspitzen garnieren.

Möhrenquark

125 g Magerquark ▪ 2–3 EL Milch oder Dickmilch ▪ 1 kleine Möhre ▪ 1 TL frisch gehackte Kräuter ▪ 1/2 TL frisch geriebener Meerrettich

Den Quark mit der Milch oder der Dickmilch glatt rühren. Die Möhre unter fließendem kaltem Wasser gründlich bürsten, fein reiben und mit den Kräutern und dem Meerrettich unter den Quark mischen.
Unser Tipp: Sie können auch 1/2 Zwiebel und 1 Tomate fein würfeln, salzen und pfeffern und statt der Möhre und dem Meerrettich unter den Quark heben.

Feigen-Pflaumen-Mus

3 Backpflaumen ▪ 3 getrocknete Feigen ▪ 2–3 EL gemahlene Haselnüsse ▪ 1 Prise Zimt

1 Die Trockenfrüchte von Wasser bedeckt über Nacht einweichen.
2 Die Früchte mit etwas Einweichwasser im Mixer pürieren. So viel gemahlene Haselnüsse untermixen, bis eine streichfähige Paste entsteht. Das Mus mit dem Zimt abschmecken.
Unser Tipp: Das Feigen-Pflaumen-Mus hält sich im Kühlschrank 4–5 Tage.
Zum Würzen können Sie statt Zimt auch 1–2 Msp. Vanillemark oder 1 Prise abgeriebene Zitronenschale verwenden.

Aprikosenpaste

50 g getrocknete Aprikosen ▪ Saft von 1/2 frisch gepressten Orange ▪ 4 entsteinte Datteln ▪ 1–2 TL gemahlene Haselnüsse ▪ abgeriebene Schale von 1/2 Zitrone oder 1 Msp. Vanillemark

1 Die Aprikosen zerkleinern und im Orangensaft 6–8 Stunden im Kühlschrank einweichen, am besten über Nacht.
2 Am nächsten Tag die Aprikosen zusammen mit den Datteln im Orangensaft pürieren, so viel gemahlene Nüsse zufügen, dass eine streichfähige Paste entsteht. Mit Zitronenschale oder Vanillemark würzen.
Unser Tipp: Die Aprikosenpaste hält sich im Kühlschrank 4–5 Tage.

› Aprikosenpaste: feiner Lieblingsaufstrich mit vielen Mineralstoffen.

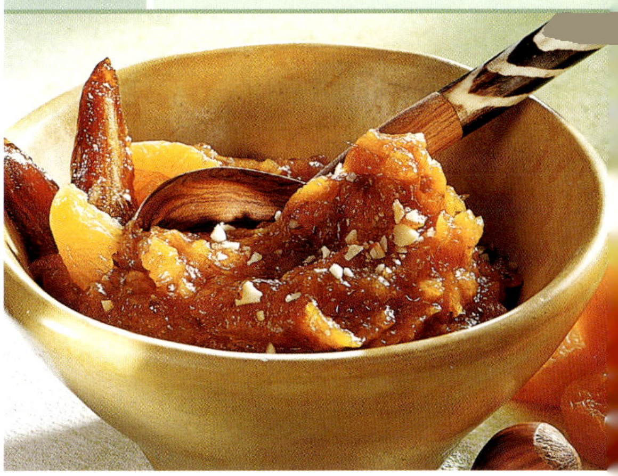

Frischkostsalate

Die Zutaten für Ihre Salate sollten immer so frisch wie möglich sein (siehe S. 73). Auch fürs Auge sind bunte Frischkostsalate ein Genuss: rote Paprikastreifen auf grünem Kopfsalat, Champignons auf Radicchio oder Radieschen auf Feldsalat. Wildkräuter wie jungen Löwenzahn, Sauerampfer oder Brennnesselblätter sollten Sie nur weitab von Straßen pflücken – und auch nur dann, wenn Sie die Pflanzen genau kennen!

INFO

IMMER FRISCH: KEIMLINGE

Bestandteil einiger Rezepte sind Keimlinge: Geben Sie 3 bis 4 EL einer Sorte Körner/Samen in ein Glas. Mit Wasser bedeckt über Nacht stehen lassen. Nun 2 bis 3 Tage lang morgens und abends in einem Sieb gut spülen. Abgetropft, aber noch feucht stehen lassen (nicht in der Sonne oder über der Heizung!), bis sich 2 bis 3 mm lange Keime zeigen. Gut spülen und als nährstoffreiche Zutat für Salate, Müslis und Desserts verwenden. Im Kühlschrank halten sich Keimlinge 1 bis 2 Tage. Im Bioladen gibt es Siebaufsätze, die Sie einfach auf ein sauberes Gurkenglas schrauben, sowie Samen von Alfalfa, Radieschen, Bohnen ... (z. B. für Salate); Keimen jeweils nach Packungsanleitung.

Rote-Bete-Frischkost

3 EL saure Sahne oder Dickmilch ▪ 1 EL Zitronen- oder Orangensaft ▪ 1–2 TL frisch geriebener Meerrettich ▪ 100 g Rote Bete ▪ 1 kleiner Apfel ▪ 1 Blatt Kopfsalat ▪ 1/2 Orange ▪ 3 gehackte Walnüsse

1 Die saure Sahne oder Dickmilch mit dem Zitronen- oder Orangensaft und dem Meerrettich verrühren.

2 Die Rote Bete und den Apfel waschen, die Rote Bete putzen, eventuell schälen, den Apfel vierteln und vom Kerngehäuse befreien. Beides raspeln und unter die Sauce mischen.

3 Das Salatblatt waschen, trockentupfen und den Salat darauf anrichten.

4 Die Orange schälen und filetieren. Die Orangenspalten mit den gehackten Walnüssen auf den Salat geben.

Rettichsalat

1/2 Zwiebel ▪ 2 EL Rapsöl ▪ 1 EL Obstessig ▪ je 1 Prise Meersalz und frisch gemahlener weißer Pfeffer ▪ 1 kleiner roter Rettich ▪ 1 TL Schnittlauchröllchen oder frisch gehackte Petersilie

Die Zwiebel schälen, fein hacken, mit Öl, Essig, Salz und Pfeffer verrühren. Den Rettich waschen, hobeln, unter die Sauce mischen. Mit dem Schnittlauch oder der Petersilie bestreuen.

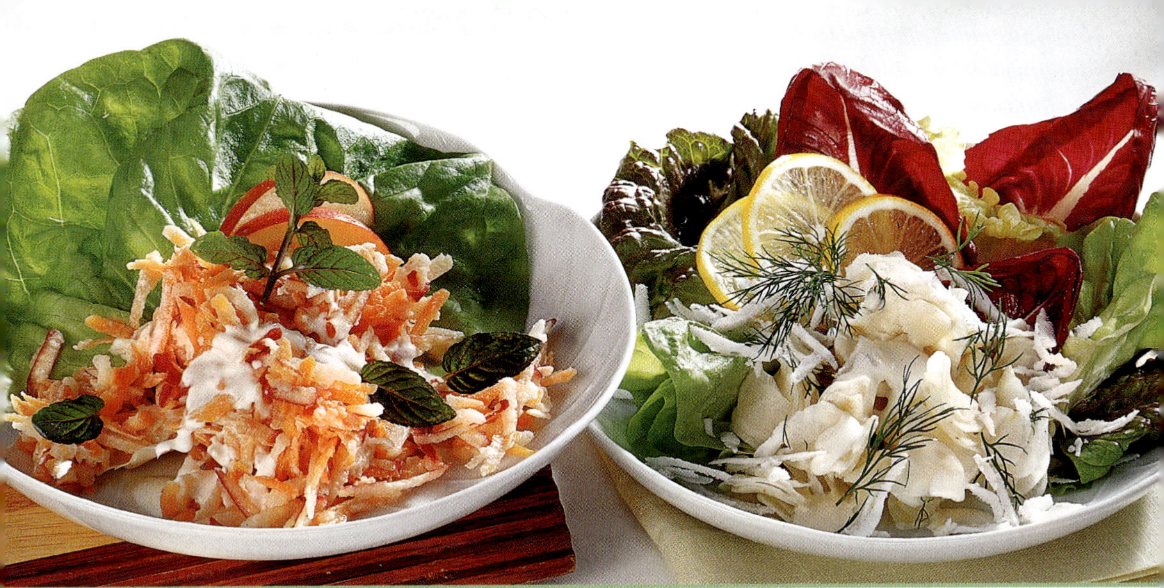

Bei diesen verlockenden Kombinationen kommen auch »Salatmuffel« auf den Geschmack.

Möhrensalat mit Apfel

1 TL Rapsöl ▪ 2 EL saure Sahne ▪ 1 TL Zitronensaft ▪ 1 große Möhre ▪ 1/2 Apfel ▪ 1 Blatt Kopfsalat ▪ etwas frischer Kerbel, einige Blättchen Pfefferminze oder Zitronenmelisse

1 Das Rapsöl mit der sauren Sahne und dem Zitronensaft verrühren. Die Möhre unter fließendem kaltem Wasser bürsten.
2 Den Apfel waschen, vierteln, vom Kerngehäuse befreien. Apfel und Möhre in die Sauce raspeln und alles vermischen.
3 Das Salatblatt waschen und trockentupfen. Die Apfel-Möhren-Mischung darauf anrichten; mit Kerbel, Minze oder Zitronenmelisse garnieren.

Unser Tipp: Falls Sie gekeimte Weizenkörner übrig haben: Diese geben dem Möhrensalat einen feinen, nussigen Geschmack und noch mehr Biss.

Schwarzwurzelrohkost

1 TL Zitronensaft ▪ 3–4 EL Sahne ▪ frisch gemahlener weißer Pfeffer ▪ 300 g Schwarzwurzeln ▪ einige Salatblätter (z. B. Radicchio, Eichblatt) ▪ 1 EL Kokosraspel ▪ 1/2 TL Dillspitzen

1 Den Zitronensaft mit der Sahne mischen, mit etwas Pfeffer würzen. Anschließend die Schwarzwurzeln dünn schälen, waschen, sofort in die Sauce reiben und untermischen.
2 Die Salatblätter waschen, trockentupfen und die Masse darauf anrichten. Mit den Kokosraspeln und den Dillspitzen garnieren.

Unser Tipp: Falls Sie die Schwarzwurzeln zunächst nur vorbereiten möchten, legen Sie die geschälten Stangen bis zur Weiterverarbeitung in kaltes Wasser mit einem Spritzer Zitronensaft, damit sie sich nicht verfärben.

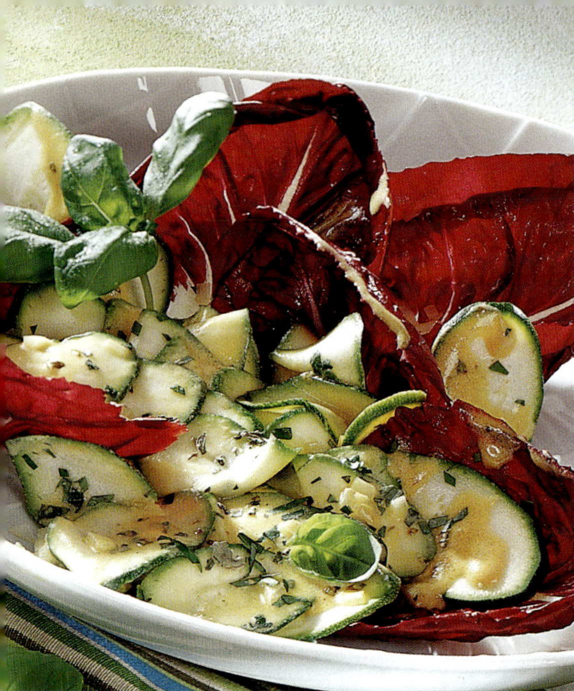

Zucchini mal als Salat – schmeckt nach Italien!

Gurkensalat

3 EL saure Sahne ▪ 1 TL Senf ▪ 1 TL Obstessig ▪ Kräutersalz und frisch gemahlener weißer Pfeffer ▪ 1 kleine Salatgurke ▪ 1 Blatt Kopfsalat ▪ 1 TL Dillspitzen oder fein gehackter Borretsch

1 Saure Sahne, Senf, Essig, Kräutersalz und weißen Pfeffer zu einer würzigen Sauce verrühren.
2 Die Gurke waschen, hobeln und mit der Sauce vermischen.
3 Das Salatblatt waschen, trockentupfen und den Gurkensalat darauf anrichten. Mit den Dillspitzen oder dem Borretsch bestreuen.

Zucchinisalat

1/2 Zwiebel ▪ 1 EL Olivenöl ▪ 1 TL Obstessig ▪ 1/2 TL Senf ▪ 1/2 TL klein gezupftes Basilikum ▪ je 1 Prise Kräutersalz, getrockneter Oregano, Knoblauchpulver und frisch gemahlener weißer Pfeffer ▪ 150 g Zucchini ▪ 5 Blätter Radicchio ▪ einige frische Basilikumblättchen

1 Die Zwiebel schälen und in sehr feine Würfel schneiden, mit Öl, Essig, Senf, Kräutern und Gewürzen zu einer würzigen Sauce verrühren.
2 Die Zucchini waschen, fein hobeln und unter die Sauce mischen. Die Radicchioblätter waschen und trockentupfen; den Zucchinisalat darauf anrichten und mit den Basilikumblättchen garnieren.

Sellerierohkost

1 TL Zitronensaft ▪ 3 EL Dickmilch oder saure Sahne ▪ 100 g Knollensellerie ▪ 1/2 Apfel ▪ Meersalz, frisch gemahlener weißer Pfeffer ▪ 1 Spritzer Apfeldicksaft ▪ 1 Scheibe frische Ananas ▪ 1 TL gehackte Haselnüsse

1 Den Zitronensaft mit der Dickmilch oder der sauren Sahne verrühren.
2 Den Sellerie schälen, die Apfelhälfte vom Kerngehäuse befreien und beides in die Sauce raspeln, untermischen, mit Salz, Pfeffer und Apfeldicksaft würzen.
3 Die Ananasscheibe von der Schale und dem harten Strunk befreien und fein würfeln. Den Salat mit den gehackten Nüssen und der Ananas garnieren.

Weißkohlsalat

1 EL Rapsöl ▪ 2 TL Obstessig oder Zitronensaft ▪ je 1 Prise gemahlener Kümmel, Meersalz und frisch gemahlener weißer Pfeffer ▪ 100 g Weißkohl ▪ 1/4 Zwiebel ▪ 1/2 rote Paprikaschote ▪ 1 Blatt Kopfsalat ▪ 1 TL Schnittlauchröllchen

1 Aus Öl, Essig/Zitronensaft, Kümmel, Salz und Pfeffer eine würzige Sauce rühren.
2 Den Weißkohl waschen, trockentupfen, sehr fein in die Sauce hobeln und darin etwas weich kneten.
3 Die Zwiebel schälen und fein würfeln. Die Paprikaschote waschen und ohne Samen und Scheidewände ebenfalls fein würfeln. Das Salatblatt waschen und trockentupfen.
4 Das Gemüse unter den Krautsalat mischen und auf dem Salatblatt anrichten. Mit den Schnittlauchröllchen bestreuen.

Sauerkrautsalat

100 g Sauerkraut ▪ 1/2 Apfel ▪ 1 kleine Zwiebel ▪ 1 Blatt Kopfsalat ▪ 1 EL Rapsöl ▪ 1 Spritzer Obstessig ▪ 1/2 TL frisch geriebener Meerrettich ▪ frisch gemahlener weißer Pfeffer ▪ 1 TL Schnittlauchröllchen oder frisch gehackte Petersilie

1 Das Sauerkraut grob schneiden. Die Apfelhälfte ohne Kerngehäuse raspeln. Die Zwiebel schälen, in sehr feine Würfel schneiden. Alles locker vermischen.
2 Das Salatblatt waschen und trockentupfen. Das Sauerkraut darauf anrichten.
3 Öl, Essig, Meerrettich und Pfeffer zu einer würzigen Sauce verrühren und über das Sauerkraut geben. Den Salat mit den Schnittlauchröllchen oder der Petersilie bestreuen.

Rotkohlsalat

100 g Rotkohl ▪ 1 kleiner Apfel oder 1 kleine Birne ▪ 1 Blatt Kopfsalat ▪ 1 EL Sonnenblumen- oder Mandelöl ▪ 2 TL Zitronensaft ▪ 1/2 TL Apfeldicksaft ▪ je 1 Prise Zimt, Meersalz und frisch gemahlener schwarzer Pfeffer

1 Den Rotkohl waschen, trockentupfen, fein hobeln und etwas weich kneten.
2 Den Apfel oder die Birne waschen, vierteln, vom Kerngehäuse befreien und raspeln, mit dem Rotkohl mischen.
3 Das Salatblatt waschen, trockentupfen und den Rotkohl darauf anrichten.
4 Aus dem Öl, dem Zitronensaft und dem Apfeldicksaft eine Sauce rühren, mit Zimt, Salz und Pfeffer würzen und über den Salat geben.

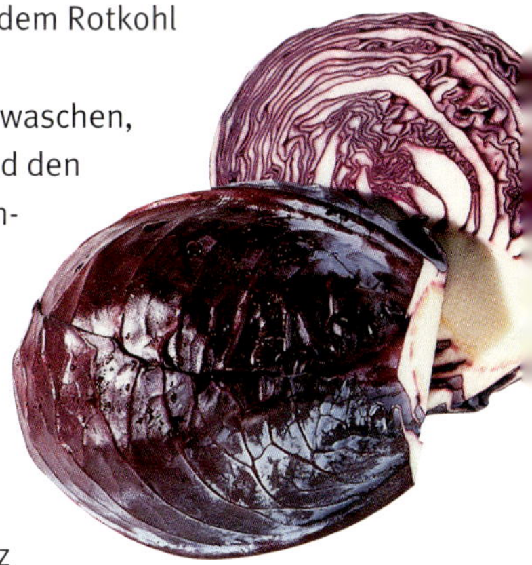

Indischer Blumenkohlsalat

1/4 Banane ▪ 3 EL saure Sahne oder Dickmilch ▪ 1 TL Zitronensaft ▪ Apfeldicksaft ▪ je 1 Prise Currypulver und frisch gemahlener weißer Pfeffer ▪ 100 g Blumenkohl ▪ einige Blätter Radicchio ▪ je 1 TL Kokosflocken oder Mandelsplitter ▪ 1 TL Dillspitzen

1 Die Banane mit einer Gabel zerdrücken und mit saurer Sahne/Dickmilch, Zitronensaft, Apfeldicksaft, Curry und Pfeffer zu einer würzigen Sauce verrühren.
2 Die Blumenkohlröschen waschen, raspeln und locker unter die Sauce heben.
3 Die Radicchioblätter waschen, trockentupfen und den Blumenkohlsalat darauf anrichten, mit Kokosflocken oder leicht gerösteten Mandelsplittern und Dillspitzen garnieren.

› Köstlich exotisch: Blumenkohl und Banane harmonieren aufs Beste.

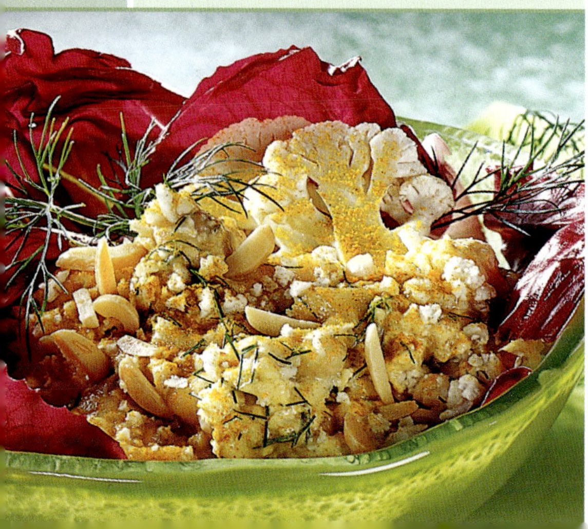

Rosenkohlsalat

100 g Rosenkohl ▪ 1/4 Zwiebel ▪ 2 EL Sahne ▪ 1 TL Obstessig ▪ je 1 Prise frisch gemahlener weißer Pfeffer, Kräutersalz und frisch geriebene Muskatnuss ▪ 1 TL frisch gehackte Petersilie oder 1/4 TL Liebstöckel

1 Den Rosenkohl putzen, waschen, trockentupfen, quer fein schneiden oder in einzelne Blätter teilen. Die Zwiebel schälen und in feine Würfel schneiden; beides mischen.
2 Aus Sahne, Essig und Gewürzen eine Sauce rühren und den Rosenkohl damit vermischen. Den Salat mit Petersilie oder Liebstöckel bestreuen.

Kohlrabirohkost

1/2 EL Raps- oder Sesamöl ▪ 1 TL gemahlene Haselnüsse ▪ 2 EL saure Sahne ▪ 2 TL Zitronensaft ▪ 150 g Kohlrabi ▪ 1/2 Apfel ▪ 1 TL Dillspitzen oder frisch gehackte Petersilie

1 Aus Öl, gemahlenen Nüssen, saurer Sahne und Zitronensaft eine Sauce rühren.
2 Den Kohlrabi schälen und raspeln. Den Apfel vierteln, vom Kerngehäuse befreien und fein würfeln.
3 Die Kohlrabiraspel und die Apfelwürfel unter die Sauce heben. Den Salat mit dem Dill oder der Petersilie bestreuen.

Tomaten-Birnen-Salat

1 TL Sonnenblumenkerne ▪ 1 EL saure Sahne ▪ ▪ 1 Spritzer Obstessig ▪ je 1 Prise Kräutersalz und frisch gemahlener weißer Pfeffer ▪ 2 Tomaten ▪ 1/2 Birne ▪ 1 Blatt Kopfsalat

1 Die Sonnenblumenkerne in einer trockenen Pfanne leicht rösten.
2 Aus saurer Sahne, Essig, Kräutersalz und Pfeffer eine Sauce rühren.
3 Die Tomaten waschen, vom Stielansatz befreien und quer in Scheiben schneiden. Die Birne vierteln, vom Kerngehäuse befreien und fein würfeln.
4 Das Salatblatt waschen, trockentupfen, Tomaten und Birnen darauf anrichten und die Sauce darüber verteilen. Mit den Sonnenblumenkernen bestreuen.

Paprikasalat

1/2 Knoblauchzehe ▪ Meersalz ▪ 1 kleine Zwiebel ▪ 1 EL Rapsöl ▪ 1 TL Obstessig ▪ je 1 Prise frisch gemahlener weißer Pfeffer und Curry ▪ 1 rote Paprikaschote ▪ 1 Blatt Kopfsalat ▪ 1 TL frisch gehackte Kräuter

1 Den Knoblauch fein würfeln, mit etwas Salz bestreuen und zerdrücken. Mit Öl, Essig, Pfeffer und Curry verrühren.
2 Die Paprika waschen, längs vierteln, von Samen und Scheidewänden befreien und quer in feine Streifen schneiden. Die Zwiebel schälen und in feine Ringe schneiden.

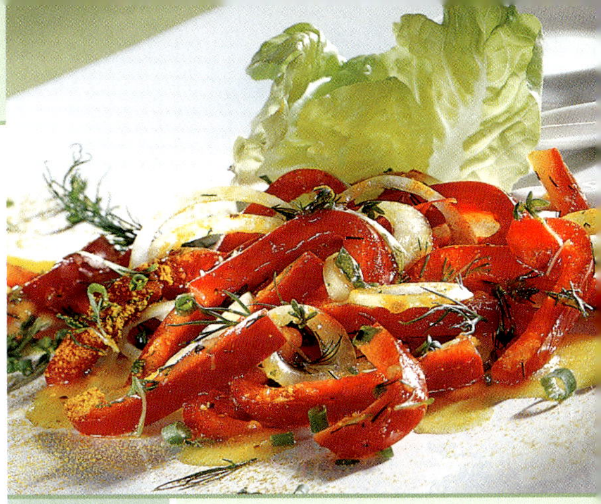

Perfekter Paprikasalat: Sieht prima aus und tut dem Magen gut.

3 Das Salatblatt waschen und trockentupfen. Paprika und Zwiebel darauf anrichten, die Sauce darüber verteilen. Mit den Kräutern bestreuen

Avocadosalat

1 Salatblatt ▪ je 1 kleine reife Avocado, Zwiebel und Tomate ▪ 1 TL Obstessig ▪ je 1 Prise edelsüßes Paprikapulver, Meersalz und frisch gemahlener weißer Pfeffer

1 Das Salatblatt waschen, trockentupfen.
2 Die Avocado halbieren, den Stein herauslösen und das Avocadofleisch mit einem Esslöffel aus der Schale heben und fein würfeln. Die Zwiebel schälen und ebenfalls in feine Würfel schneiden. Die Tomate halbieren, die Kerne entfernen und das Fruchtfleisch klein schneiden.
3 Den Obstessig mit den Gewürzen über die Zutaten geben und alles locker mischen; auf dem Salatblatt anrichten.

Kürbissalat

2 EL Dickmilch ▪ 1 TL Zitronensaft ▪ 1/2 Apfel oder Birne ▪ 100 g Fruchtfleisch vom Hokkaido-Kürbis ▪ 3 gehackte Haselnüsse

1 Dickmilch und Zitronensaft verrühren.
2 Den Apfel/die Birne vierteln, vom Kerngehäuse befreien. Apfel und Kürbisfleisch in die Sauce raspeln und untermischen. Den Salat mit den Nüssen bestreuen.
Unser Tipp: Der leuchtend orangefarbene Hokkaido-Kürbis (vom Wochenmarkt oder aus dem Naturkostladen) ist eine besonders zarte und aromatische Kürbissorte, die nicht geschält werden muss. Er besitzt dicke, wohlschmeckende Kerne, die sehr gesund sind. Schälen Sie doch ein paar und geben sie über den Salat!

Brokkolisalat

1 TL Olivenöl oder Mandelöl ▪ 2 EL saure Sahne ▪ 1 TL Zitronensaft ▪ 1/2 Knoblauchzehe ▪ je 1 Prise Kräutersalz, frisch gemahlener schwarzer Pfeffer und getrockneter Oregano ▪ 1 TL Pinienkerne ▪ 100 g Brokkoli ▪ 1 Salatblatt

1 Das Öl mit der sauren Sahne und dem Zitronensaft verrühren. Den Knoblauch dazudrücken und unterrühren. Die Sauce mit Salz, Pfeffer und Oregano würzen.
2 Die Pinienkerne in einer trockenen Pfanne leicht rösten.
3 Den Brokkoli und das Salatblatt waschen und trockentupfen. Brokkoli fein schneiden oder raspeln, unter die Salatsauce heben und auf dem Salatblatt anrichten; mit den Pinienkernen bestreuen.

Diese Salate sind auch ein Glanzlicht für ein festliches Buffet.

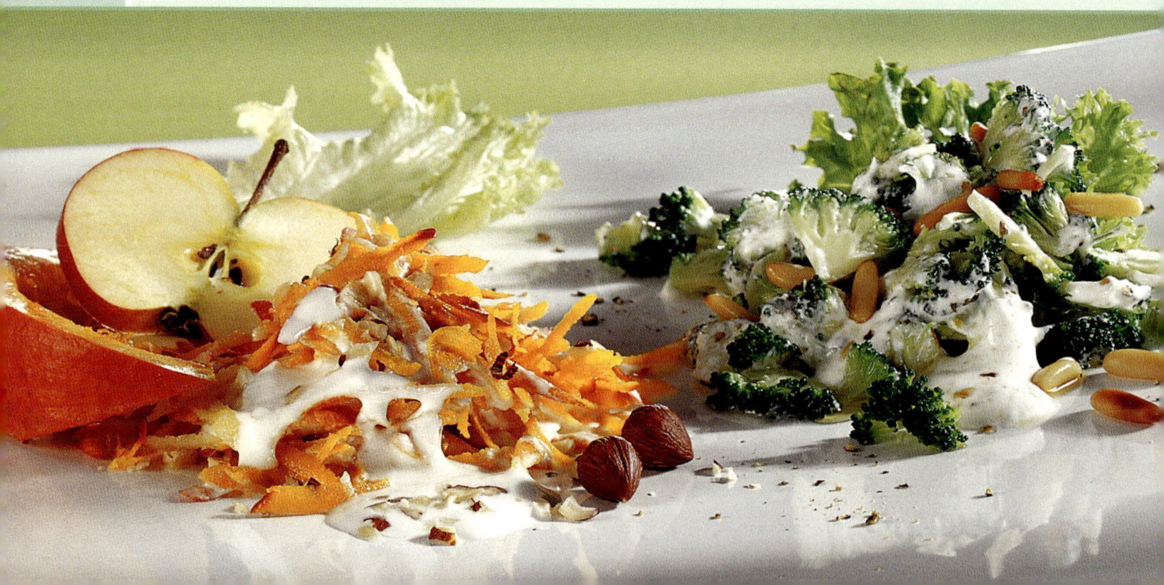

Champignonsalat

125 g Champignons ■ 1 kleine Möhre ■ 1 Scheibe frische Ananas ■ einige frische Trauben ■ 1 Salatblatt ■ 1 TL Zitronensaft ■ 1 Spritzer Apfeldicksaft ■ 2 EL saure Sahne ■ 1 TL Tomatenketchup ■ je 1 Prise frisch gemahlener weißer Pfeffer und Kräutersalz ■ 1 TL Kresse oder frisch gehackte Petersilie ■ 1 TL Sonnenblumenkerne

1 Die Champignons putzen und feinblättrig schneiden. Die Möhre unter fließendem kaltem Wasser bürsten und raspeln.
2 Die Ananasscheibe schälen, den harten Strunk entfernen, Fruchtfleisch fein würfeln. Die Trauben halbieren. Gemüse und Früchte locker mischen.
3 Das Salatblatt waschen und trockentupfen. Die Frucht-Gemüse-Mischung darauf anrichten.
4 Aus Zitronen- und Apfeldicksaft, saurer Sahne und Ketchup eine Sauce rühren, mit Salz und Pfeffer würzen und über den Salat geben. Mit Kresse oder Petersilie und den Sonnenblumenkernen garnieren.

Fenchelsalat

100 g Fenchel ■ 1 kleine Orange ■ 1 kleiner Apfel ■ 1 Salatblatt ■ 4 EL saure Sahne ■ 1 TL Zitronensaft ■ 1 Msp. frisch geriebener Meerrettich ■ 1 TL Honig ■ je 1 Prise getrockneter Estragon, Meersalz und frisch gemahlener weißer Pfeffer ■ 2 gehackte Walnusskerne

1 Den Fenchel waschen. Das Grün abschneiden und beiseite legen. Die Knolle sehr fein hobeln.
2 Die Orange schälen und filetieren oder fein würfeln. Den Apfel waschen, vierteln, vom Kerngehäuse befreien und würfeln. Fenchel und Obst locker mischen.
3 Das Salatblatt waschen, trockentupfen und den Fenchelsalat darauf anrichten. Die saure Sahne mit Zitronensaft und Gewürzen verrühren und über den Salat geben. Mit den Walnüssen und dem zarten Fenchelgrün garnieren.

Englischer Sellerie

1 EL Orangensaft ■ 1 TL Zitronensaft ■ 2 EL saure Sahne ■ je 1 Prise getrockneter Estragon und Meerrettich ■ 2 kleine Stangen Staudensellerie ■ 1 kleiner Apfel ■ 1/2 Orange ■ 5 Blätter Radicchio ■ 1 TL Kokosraspel

1 Aus Orangensaft, Zitronensaft, saurer Sahne und Gewürzen eine Sauce rühren.
2 Die Selleriestangen waschen, putzen und in sehr feine Scheiben schneiden. Den Apfel vierteln, vom Kerngehäuse befreien und fein würfeln. Die Orange schälen, filetieren und grob schneiden. Die Radicchioblätter waschen und trockentupfen.
3 Sellerie, Apfel und Orange locker mit der Sauce vermischen, auf den Radicchioblättern anrichten. Die Kokosraspel darüber streuen.

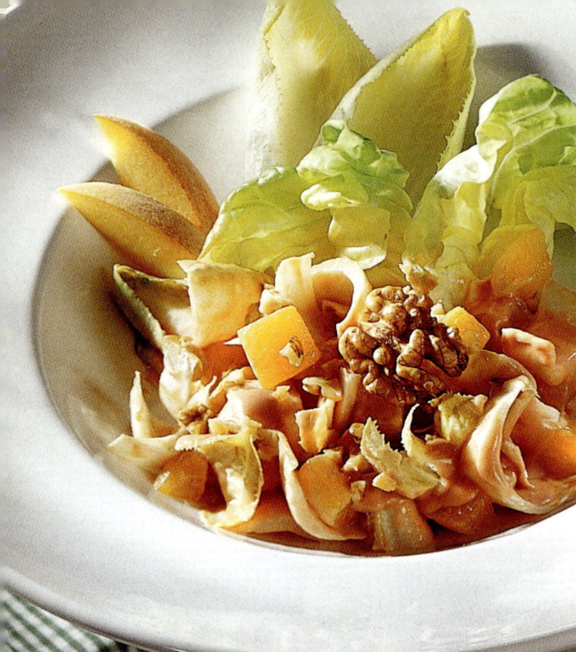

Der himmlisch zarte Chicorée harmoniert perfekt mit Früchten.

Chicoréesalat

2 kleine Stauden Chicorée ▪ 1/2 Pfirsich ▪ 1 Blatt Kopfsalat ▪ 2 TL Zitronensaft ▪ 1 EL Sahne ▪ 1 EL Tomatenketchup ▪ 1 Msp. frisch geriebener Meerrettich ▪ je 1 Prise Meersalz und frisch gemahlener weißer Pfeffer ▪ 1 EL grob gehackte Walnusskerne

1 Den Chicorée waschen und quer in Streifen schneiden, die Pfirsichhälfte würfeln. Das Salatblatt waschen und trockentupfen.
2 Den Zitronensaft mit der Sahne, dem Ketchup, dem Meerrettich, dem Salz und dem Pfeffer verrühren.
3 Chicoréestreifen und Pfirsichwürfel mit der Sauce vermischen und auf dem Salatblatt anrichten. Den Salat mit den gehackten Nüssen bestreuen.

Bauernsalat

1/2 Kopfsalat ▪ 1/2 rote Paprika ▪ 1 kleine Zwiebel ▪ 2 EL Maiskörner, frisch oder aufgetaut ▪ 1/2 Knoblauchzehe ▪ 1 EL Rapsöl ▪ 1 TL Obstessig ▪ je 1 Prise Kräutersalz und frisch gemahlener weißer Pfeffer ▪ 4 gehackte schwarze Oliven ▪ 1 TL frisch gehackte Kräuter

1 Kopfsalat waschen, klein zupfen und trockenschleudern. Paprika ohne Samen und Scheidewände in feine Streifen schneiden. Zwiebel schälen, in feine Ringe schneiden. Alles locker mischen.
2 Den Knoblauch mit etwas Salz zerdrücken, mit Öl, Essig, Salz und Pfeffer zu einer Sauce rühren und mit dem Salat mischen. Oliven und Kräuter darüber streuen.

Frühlingssalat

1/2 Kopfsalat ▪ 5 Radieschen ▪ 1 Tomate ▪ 1 kleine Zwiebel ▪ je 1 TL Rapsöl und Zitronensaft ▪ je 1 Prise Kräutersalz und frisch gemahlener weißer Pfeffer ▪ reichlich frisch gehackte Kräuter, z. B. Dill, Petersilie, Estragon

1 Den Kopfsalat waschen, klein zupfen und trockenschleudern. Die Radieschen waschen und in Scheiben schneiden. Die Tomate waschen und achteln. Die Zwiebel schälen und in feine Ringe schneiden.
2 Aus Öl, Zitronensaft, Salz und Pfeffer eine Sauce rühren und alles locker vermischen. Die Kräuter darüber streuen.

Löwenzahnsalat

50 g junge Löwenzahnblätter ▪ 1/2 Zwiebel ▪ 1/2 Knoblauchzehe ▪ 1 EL Olivenöl ▪ etwas Meersalz ▪ 1 Spritzer Obstessig

1 Löwenzahn unter fließendem Wasser waschen und trockenschleudern. Zwiebel schälen und in feine Würfel schneiden.
2 Knoblauch mit etwas Salz zerdrücken und mit den Zwiebelwürfeln im Öl kurz andünsten. Mit etwas Essig und Wasser ablöschen. Die Mischung über den Löwenzahn gießen; den Salat sofort servieren.

Bunter Reissalat

1 gehäufter EL gegarter, abgekühlter Naturreis ▪ 1 kleine Zwiebel ▪ 1/2 rote Paprikaschote ▪ Je 2 EL Maiskörner und Erbsen, frisch oder aufgetaut ▪ 1 Blatt Kopfsalat ▪ 1 EL Rapsöl oder Sesamöl ▪ 1 EL Zitronensaft oder Obstessig ▪ je 1 Prise Kräutersalz und frisch gemahlener weißer Pfeffer ▪ 1 TL frisch gehackte Kräuter

1 Die Zwiebel schälen und in feine Würfel schneiden. Die Paprika von Samen und Scheidewänden befreien und ebenfalls fein würfeln. Beides mit Mais und Erbsen locker unter den Reis mischen. Das Salatblatt waschen und trockentupfen.
2 Aus Öl, Zitronensaft/Essig, Salz und Pfeffer eine Sauce rühren und mit dem Salat mischen; auf dem Salatblatt anrichten.
Unser Tipp: Weizenkeimlinge statt Reis.

Spinatsalat

1 TL Pinienkerne ▪ 50 g frischer junger Spinat ▪ 1 kleiner Apfel ▪ 1/2 rote Zwiebel ▪ 2 EL saure Sahne ▪ 1 TL Zitronensaft oder Obstessig ▪ 1/2 TL mittelscharfer Senf ▪ je 1 Prise frisch gemahlener schwarzer Pfeffer und Knoblauchpulver ▪ 1 TL frisch gehackte Kräuter

1 Die Pinienkerne in einer trockenen Pfanne unter Rühren leicht rösten.
2 Den Spinat verlesen, von groben Stielen befreien, waschen und gut abtropfen lassen. Den Apfel vierteln, vom Kerngehäuse befreien und fein würfeln. Die Zwiebel schälen und in feine Ringe schneiden.
3 Aus saurer Sahne, Zitronensaft/Essig, Senf und Gewürzen eine Sauce rühren. Den Spinat mit Apfelwürfeln und Zwiebelringen locker mischen, die Sauce darüber verteilen. Mit den Pinienkernen und den Kräutern bestreuen.

› Junger Spinat frisch vom Markt: so zart wie Feldsalat.

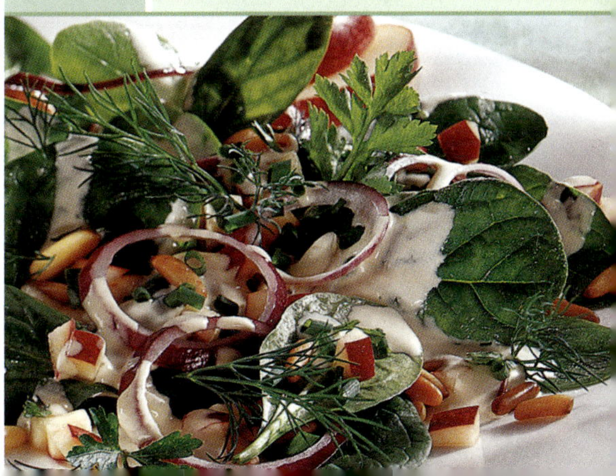

Weizenkeimlingesalat

3 EL Weizenkeimlinge (siehe S. 88) ▪ 50 g Sauerkraut ▪ 1/4 Apfel ▪ 1/4 rote Paprikaschote ▪ 2 EL saure Sahne ▪ 1 EL Rapsöl ▪ 1 Spritzer Obstessig ▪ 1 Msp. frisch geriebener Meerrettich ▪ je 1 Prise Koriander, gemahlener Kümmel und Meersalz ▪ je 1 TL Schnittlauchröllchen und frisch gehackte Petersilie

1 Die Weizenkeimlinge spülen und abtropfen lassen. In einer Schüssel mit dem Sauerkraut mischen.
2 Den Apfel vom Kerngehäuse, die Paprika von Samen und Scheidewänden befreien. Beides fein würfeln und unter die Keimlinge mischen.
3 Aus der sauren Sahne, dem Öl und den Gewürzen eine Sauce rühren und mit dem Salat vermischen. Mit den frischen Kräutern bestreuen.

Mungbohnensprossensalat

3 EL Mungbohnen- oder Sojabohnenkeimlinge (siehe S. 88) ▪ 1/2 Zwiebel ▪ 1/4 Apfel ▪ 50 g Salatgurke ▪ 2 EL Dickmilch ▪ 1 Spritzer Obstessig ▪ 1 Prise Kräutersalz ▪ 1/2 hart gekochtes Ei ▪ 1 kleine Tomate ▪ 1 TL Schnittlauchröllchen oder frisch gehackte Petersilie

1 Die Keimlinge blanchieren, abschrecken und abtropfen lassen.
2 Die Zwiebel schälen, den Apfel vom Kerngehäuse befreien, die Gurke schälen. Alles fein würfeln und mit der Dickmilch, dem Essig und dem Salz mischen. Die abgetropften Keimlinge unterheben.
3 Die Tomate waschen, vom Stielansatz befreien und achteln. Das halbe Ei ebenfalls achteln. Den Salat mit Ei und Tomate sowie den Kräutern garnieren.

› Mit selbst gezogenen Keimlingen haben Sie das Allerfrischeste auf Ihrem Salatteller – auch im Winter.

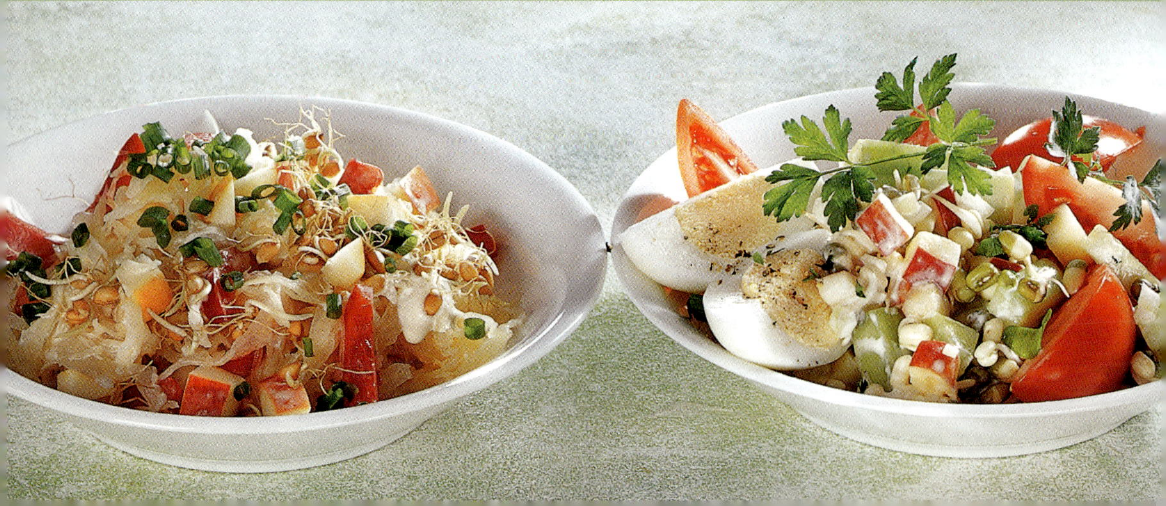

Grünkernsalat

1/2 Zwiebel ▪ 2 EL saure Sahne oder Dickmilch ▪ 1 TL Rapsöl ▪ 1 TL Obstessig ▪ je 1 Prise Meersalz und frisch gemahlener weißer Pfeffer ▪ 3 EL gedünsteter, abgekühlter Grünkern (S. 110) ▪ 1 Salatblatt ▪ 1 EL frisch gehackte gemischte Kräuter wie Liebstöckel, Estragon, Dill, Petersilie ▪ einige Radieschen

1 Die Zwiebel schälen, sehr fein würfeln und mit der sauren Sahne/Dickmilch, dem Öl, dem Essig, dem Salz und dem Pfeffer zu einer Sauce verrühren. Den Grünkern locker untermischen.
2 Das Salatblatt waschen, trockentupfen und alles darauf anrichten. Mit den gehackten Kräutern bestreuen. Die Radieschen waschen, fein schneiden und den Salat damit garnieren.

Brennnesselsalat

50 g Brennnesselspitzen ▪ 3 EL saure Sahne ▪ je 1 TL Rapsöl und Zitronensaft ▪ 1/2 TL mittelscharfer Senf ▪ je 1 Prise Kräutersalz und frisch gemahlener weißer Pfeffer ▪ 1 TL gehackter Dill oder Schnittlauchröllchen

1 Die Brennnesselblätter unter fließendem Wasser waschen, trockenschleudern und grob schneiden.
2 Aus den übrigen Zutaten eine Sauce rühren und mit den Brennnesseln vermischen.

Salatsaucen

Salate sind das A und O der Vollwerternährung. Damit Sie Frischkostsalate immer wieder gern essen, hier weitere Rezepte für besonders wohlschmeckende Salatsaucen, die Abwechslung garantieren. Kopfsalat, Feldsalat, Endivien- und Friséesalat, Radicchio, Eisberg- und Eichblattsalat, allein oder gemischt, schmecken mit diesen Saucen ausgezeichnet und immer wieder anders.

Knoblauchsauce

1/4 Zwiebel ▪ 1/2 Knoblauchzehe ▪ Meersalz ▪ 1 EL Olivenöl ▪ 1 TL Obstessig oder Zitronensaft ▪ frisch gemahlener weißer Pfeffer

1 Die Zwiebel schälen und sehr fein hacken. Die Knoblauchzehe fein schneiden und mit etwas Salz zerdrücken.
2 In einer Schüssel aus Öl, Essig/Zitronensaft, Salz und Pfeffer eine Sauce rühren. Knoblauch und Zwiebel untermischen.
Variante: Senfsauce. Statt der Knoblauchzehe 1/2 TL mittelscharfen Senf unter die Sauce rühren.
Variante: Kräutersauce. Statt der Knoblauchzehe frisch gehackte gemischte Kräuter wie Petersilie, Schnittlauch, Dill, Estragon, Kerbel, Kresse, Basilikum, Liebstöckel oder Borretsch unterrühren. Statt Meersalz Kräutersalz verwenden.

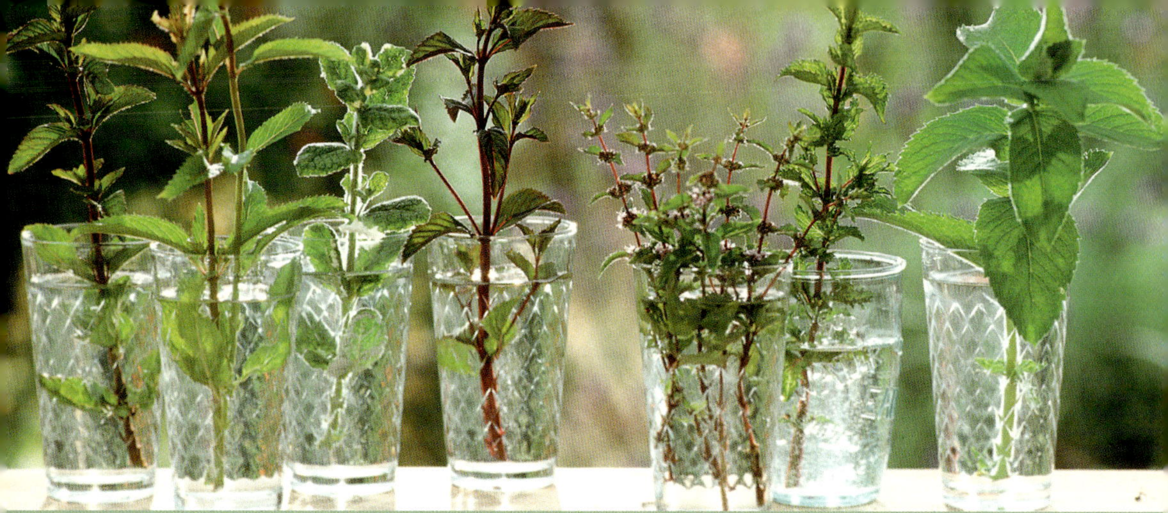

Was darf's heute sein – ein Zweig Minze oder ein Blättchen Zitronenmelisse?

Zitronensauce

1 EL Zitronensaft ▪ je 1 Prise Meersalz und frisch gemahlener weißer Pfeffer ▪ 3 TL Sahne oder Dickmilch ▪ 1 TL frisch gehackte Zitronenmelisse oder Pfefferminze

1 Zitronensaft, Salz und Pfeffer verrühren.
2 Nach und nach die Sahne oder die Dickmilch zufügen und rühren, bis die Sauce eine glatte, sämige Konsistenz hat. Die Kräuter untermischen.

Kräuter-Rahmsauce

1 EL Obstessig oder Zitronensaft ▪ je 1 Prise Kräutersalz und frisch gemahlener weißer Pfeffer ▪ 2 EL saure Sahne ▪ 2 TL frisch gehackte gemischte Kräuter

1 Essig/Zitrone, Salz, Pfeffer verrühren.
2 Nach und nach Sahne oder Dickmilch zufügen und rühren, bis die Sauce glatt und sämig ist. Die Kräuter untermischen.

Mayonnaisesauce

1 Eigelb ▪ 1/2 TL mittelscharfer Senf ▪ 1 EL Sonnenblumen- oder Rapsöl ▪ 1 TL Essig ▪ je 1 Prise Meersalz und frisch gemahlener weißer Pfeffer

1 Eigelb und Senf mit einem kleinen Schneebesen schaumig rühren.
2 Das Öl Tropfen für Tropfen unterrühren. Die Mayonnaise mit Essig, Salz und Pfeffer abschmecken.

Unser Tipp: Die Mayonnaise kann beliebig mit Dickmilch, Magerquark oder Kefir gemischt werden. Mit Kräutern, Ketchup und Gewürzen kann man sie geschmacklich variieren. Sie passt besonders gut zu Salaten aus Wurzel- und Knollengemüse.

Wichtig: Wie bei allen Rezepten mit rohem Ei ist hier besondere Sorgfalt angebracht: Nehmen Sie nur ein ganz frisches Ei aus biologischer Landwirtschaft. Die Mayonnaise muss im Kühlschrank aufbewahrt und rasch verbraucht werden!

Suppen

Suppen schmecken nicht nur als Vorspeise: Mit einem Frischkostsalat (ab S. 88) als erstem Gang und einem Dessert (ab S. 116) zum Abschluss ergeben sie eine wohltuende, leichte Mahlzeit. Suppen eignen sich auch als magenfreundliches Abendessen – oder spätes Frühstück für alle, die morgens Lust auf etwas Würziges haben. In jedem Fall sind die folgenden Suppen köstlich und reich an wertvollen Nahrungsbestandteilen.

Grundrezept Gemüsebrühe

Für 4 Portionen: 1 kleine Zwiebel mit Schale ▪ 1/2 Stange Lauch ▪ 2 Möhren ▪ 1 kleine Petersilienwurzel ▪ 50 g Knollensellerie ▪ 1 Knoblauchzehe ▪ je 1 Wacholderbeere, Nelke, Lorbeerblatt, Pfefferkorn ▪ je 1 Prise Meersalz und frisch gemahlene Muskatnuss ▪ 1 TL Hefeextrakt ▪ 4 TL frisch gehackte Petersilie oder Liebstöckel

1 Die Zwiebel schälen, halbieren und ohne Fett die Schnittflächen in einem heißen Topf bräunen. Das geputzte, gewürfelte Gemüse dazugeben, kurz mit anschwitzen.
2 1 l kaltes Wasser angießen, langsam aufkochen und 15 Min. leise kochen lassen. Die Gewürze zugeben und weitere 30 Min. ziehen lassen.
3 Brühe abseihen, mit Hefeextrakt abschmecken. Petersilie darüber streuen.

Haferschrotsuppe

1/4 Zwiebel ▪ 1 TL Olivenöl ▪ 1 EL fein geschroteter Hafer ▪ 1/4 l Gemüsebrühe ▪ 1 kleine Möhre ▪ je 1 Prise Meersalz und frisch geriebene Muskatnuss ▪ 1 TL gehackte Petersilie

1 Die Zwiebel schälen und sehr fein würfeln. Das Öl in einem Topf erhitzen, die Zwiebelwürfel darin glasig dünsten. Den Haferschrot kurz mit andünsten.
2 Die Gemüsebrühe angießen und aufkochen. Den Haferschrot bei schwacher Hitze 10 Min. ausquellen lassen.
3 Die Möhre unter fließendem kaltem Wasser gut bürsten, reiben und in die Suppe rühren.
4 Die Suppe mit Salz und Muskat würzen, mit der Petersilie bestreuen.
Unser Tipp: Die Haferschrotsuppe eignet sich auch als warmes Frühstück.

› Die wärmende Hafersuppe senkt den Cholesterin- und Insulinspiegel.

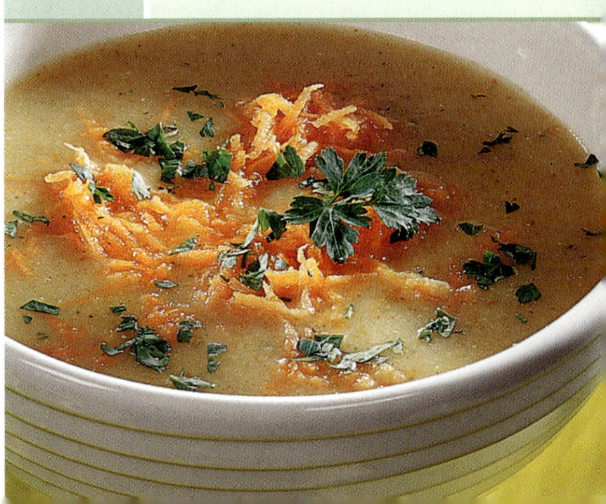

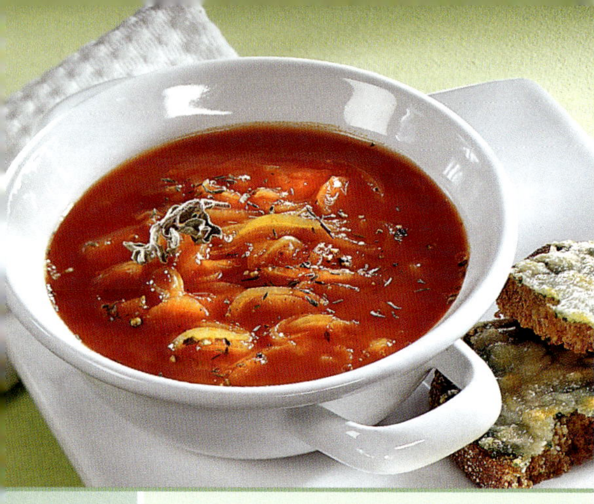

Den Klassiker Zwiebelsuppe gibt's auch in der Vollwertküche!

Zwiebelsuppe

100 g Zwiebel ▪ 1/4 Knoblauchzehe ▪ 1 Prise Meersalz ▪ 1 TL Olivenöl ▪ 1 TL Tomatenmark ▪ je 1 Prise getrockneter Thymian, Majoran und frisch gemahlener weißer Pfeffer ▪ 200 ml Gemüsebrühe ▪ 4 EL Weißwein ▪ 1 kleine Scheibe Vollkornbrot ▪ je 1 TL Kräuterbutter und frisch geriebener Emmentaler Käse

1 Die Zwiebel schälen und in feine Ringe schneiden. Den Knoblauch fein würfeln, mit dem Salz bestreuen und mit einer Gabel zerdrücken.

2 Das Öl in einem Topf erhitzen, Zwiebel und Knoblauch darin andünsten. Das Tomatenmark und die Gewürze zufügen und unter Rühren kurz mitdünsten. Die Gemüsebrühe zugießen und alles 15 Min. leise kochen lassen. Die Suppe mit dem Wein abschmecken und nochmals kurz aufkochen.

3 Die Brotscheibe leicht toasten, mit der Kräuterbutter bestreichen, den Käse darauf streuen und das Brot kurz im Backofen mit Grill-Einstellung überbacken; zur Zwiebelsuppe reichen.

Grünkernklößchensuppe

4 EL Gemüsebrühe ▪ 1 gehäufter EL feines Grünkernmehl ▪ 1/4 Zwiebel ▪ 1/2 Scheibe Vollkornbrot ▪ 1 TL Olivenöl ▪ 1 Eigelb ▪ je 1 Prise frisch geriebene Muskatnuss, Majoran und Estragon ▪ Meersalz ▪ 200 ml Gemüsebrühe ▪ 1 TL Schnittlauchröllchen

1 Die Gemüsebrühe in einem kleinen Topf aufkochen, das Grünkernmehl mit einem Schneebesen einrühren und bei schwacher Hitze 5 Min. ausquellen lassen.

2 Die Zwiebel schälen und in feine Würfel schneiden, das Brot fein würfeln. Beides im Öl andünsten und zur Grünkernmasse geben. Zu einem glatten Teig rühren, der sich vom Topfboden löst.

3 Sobald der Teig abgekühlt ist, das Eigelb und die Gewürze gut damit verrühren.

4 Die Gemüsebrühe zum Kochen bringen. Von der Grünkernmasse mit einem Teelöffel Klößchen abstechen; dabei den Löffel in einer Tasse mit Wasser immer wieder anfeuchten. Die Klößchen in die kochende Brühe geben und etwa 15 Min. darin ziehen lassen. Die Suppe mit den Schnittlauchröllchen bestreuen.

Unser Tipp: Ist die Klößchenmasse zu weich, können Sie sie mit Hirseflocken oder etwas Maismehl binden.

Buchweizensuppe

1/4 Zwiebel ▪ 1 TL Olivenöl ▪ 1 EL frisch geschroteter Buchweizen ▪ 1/4 l Gemüsebrühe ▪ 1 EL saure Sahne ▪ 1 TL gehackter Kerbel oder Sauerampfer ▪ Meersalz

1 Die Zwiebel schälen und in sehr feine Würfel schneiden. Das Olivenöl in einem Topf erhitzen und die Zwiebelwürfel darin glasig dünsten.
2 Den Buchweizenschrot zufügen und mit andünsten, bis er leicht bräunt. Die Gemüsebrühe angießen und aufkochen lassen. Den Buchweizen bei schwacher Hitze 10 Min. ausquellen lassen.
3 Vom Herd nehmen, die saure Sahne und die Kräuter unterziehen, eventuell noch mit Salz abschmecken.

Suppe mit Hirse-Quark-Klößchen

Für 2 Personen: 100 g Magerquark ▪ 20 g weiche Butter ▪ 1 Eigelb ▪ je 1 Prise frisch geriebene Muskatnuss und Meersalz ▪ 80 g Hirseflocken oder gedarrte fein gemahlene Hirse (Darren s. S. 77) ▪ 1 Eiweiß ▪ 1/2 l Gemüsebrühe ▪ 2 TL gehackte Petersilie

1 Den Quark mit der Butter, dem Eigelb, dem Muskat und dem Salz schaumig rühren. Die Hirseflocken/das Hirsemehl einstreuen und 30 Min. quellen lassen.
2 Das Eiweiß zu steifem Schnee schlagen und unter die Hirse-Quark-Masse ziehen. Die Gemüsebrühe zum Kochen bringen.
3 Mit einem Teelöffel Klößchen von der Masse abstechen und in die kochende Brühe geben, dabei den Löffel immer wieder in eine Tasse mit Wasser tauchen. Die Klößchen 15 Min. leise ziehen lassen. Die Suppe mit Petersilie bestreuen.

Unser Tipp: Wenn Sie fein gemahlene Hirse verwenden, werden die Klößchen etwas fester; damit der Teig schön geschmeidig wird, können Sie mit etwas Milch oder Sahne ausgleichen.
Sie können die Klößchen auch in kochendem Salzwasser garen. Dazu Tomatensauce (S. 110) und grünen Salat reichen.

› Diesen raffinierten Genuss sollten Sie teilen ...

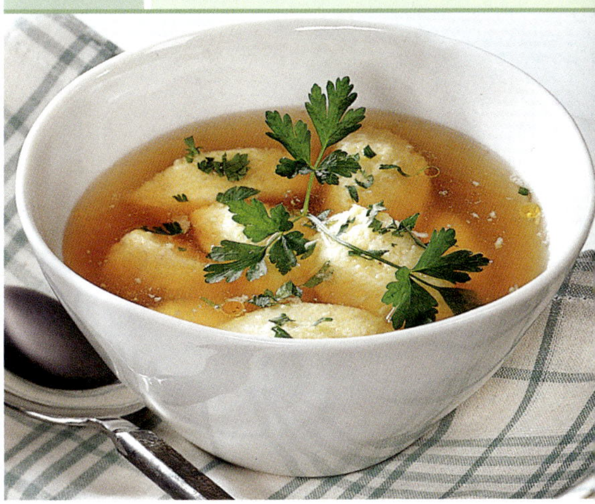

Vollgetreide-Gerichte

Sie sind Hauptbestandteil einer Mahlzeit und liefern lebenswichtige Inhaltsstoffe (siehe S. 72). Wichtig ist die richtige Zubereitung. Ganze Körner von Weizen, Hafer, Gerste, Reis, Grünkern werden am Vorabend in der 2- bis 2 1/2fachen Menge kaltem Wasser ohne Salz angesetzt – jede Getreideart für sich – und mindestens 6 bis 8 Stunden eingeweicht; danach lässt man sie bei äußerst schwacher Hitze im zugedeckten Topf etwa 30–40 Min. kochen und weitere 20–30 Min. ausquellen; dann erst salzen.
Hirse und Buchweizen dagegen werden nicht eingeweicht. Man kocht sie mit der doppelten Menge Gemüsebrühe (S. 101) oder leicht gesalzenem Wasser auf und lässt sie bei äußerst schwacher Hitze 15–25 Min. kochen und weitere 10–20 Min. ausquellen.
Geschrotetes Getreide bringt man, mit der doppelten Menge gesalzenen Gemüsebrühe/Wasser, unter Rühren zum Kochen und lässt es danach bei schwacher Hitze zugedeckt 10–15 Min. kochen und 10–20 Min. ausquellen.

> Die kleinen Nährstoffpakete sind Grundlage der gesunden Küche.

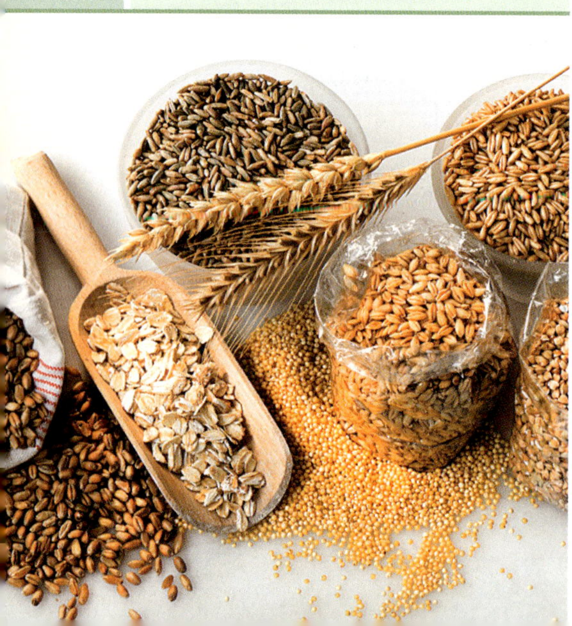

Zucchini-Hirse-Pfanne

1 kleine Zwiebel ▪ 1/2 Knoblauchzehe ▪ 1 kleine Zucchini ▪ 2 TL Olivenöl ▪ je 1 Prise getrockneter Oregano, frisch gemahlener weißer Pfeffer, Meersalz und Hefeflocken ▪ 2 EL Quark ▪ 1 Ei ▪ 2 EL gedünstete Hirse ▪ 1 EL fester Schafskäse

1 Die Zwiebel schälen und in feine Würfel schneiden. Den Knoblauch sehr fein hacken. Die Zucchini waschen und raspeln.
2 1 TL Öl in einer Pfanne erhitzen, Zwiebel und Knoblauch darin glasig dünsten. Die Zucchini zufügen und kurz mit andünsten.
3 Die Pfanne vom Herd nehmen, das Gemüse mit Oregano, Pfeffer, Meersalz und Hefeflocken würzen und mit dem Quark und dem Ei unter die Hirse ziehen.
4 Das restliche Öl in einer weiteren Pfanne erhitzen und die Masse darin bei mittlerer Hitze stocken lassen; mit dem geriebenen Schafskäse bestreuen.

Fünfkornbratlinge

1/8 l Gemüsebrühe ▪ 2 EL Fünfkornmischung, mittelgrob geschrotet ▪ 1 kleine Stange Lauch ▪ je 1/2 kleine Zwiebel und Knoblauchzehe ▪ Meersalz ▪ 1 EL Rapsöl ▪ 1 Ei ▪ 1 Prise Currypulver oder getrocknete Kräuter wie Liebstöckel, Majoran ▪ 1/2 TL Hefeflocken ▪ 1 TL frisch gehackte Petersilie ▪ etwas Öl zum Braten

1 Die Gemüsebrühe zum Kochen bringen. Den Schrot mit dem Schneebesen einrühren und 10 Min. bei mittlerer Hitze kochen, dann weitere 15–20 Min. auf der ausgeschalteten Herdplatte nachquellen lassen. Wenn Sie einen Gasherd haben, bedecken Sie den Topf mit einem Handtuch.
2 Den Lauch putzen, längs halbieren, auch innen gründlich waschen und quer in feine Streifen schneiden. Die Zwiebel in sehr feine Würfel schneiden. Den Knoblauch fein schneiden und mit etwas Salz bestreut mit einer Gabel zerdrücken.
3 Das Öl in einer Pfanne erhitzen, Zwiebelwürfel und Knoblauch darin andünsten, den Lauch zufügen und fast gar dünsten.
4 Wenn der Brei nicht mehr heiß ist, das Ei, die Gewürze, die Hefeflocken, das Gemüse und die Petersilie unterziehen. Mit nassen Händen Bratlinge formen, in wenig Fett von beiden Seiten knusprig goldbraun braten.
Unser Tipp: Ist die Masse zu weich, geben Sie Hirseflocken oder Weizenkleie zu.
Dazu passt: Fenchelgemüse (S. 111).

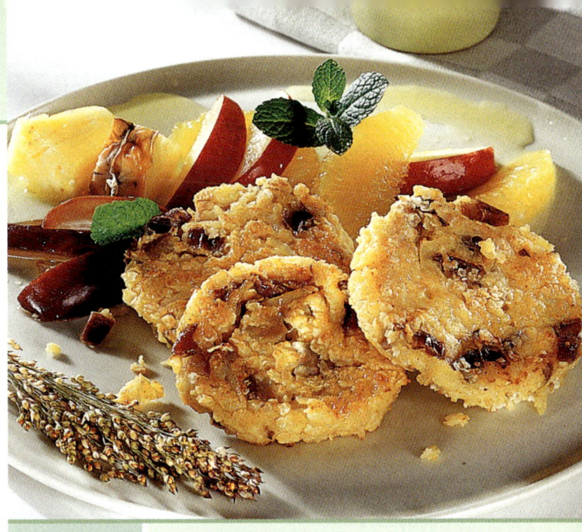

Im Ofen können Sie bequem größere Mengen süßer Bratlinge backen.

Süße Hirse-Quark-Bratlinge

100 g Pellkartoffeln (S. 26) ▪ 50 g Magerquark ▪ 1/2 Ei ▪ 1 EL Hirseflocken ▪ 2 Datteln ▪ 2 TL Honig ▪ je 1 Prise Meersalz und Zimtpulver ▪ abgeriebene Schale von 1/4 Zitrone ▪ 1 EL Rapsöl oder Butterschmalz

1 Die abgekühlten Kartoffeln pellen und raspeln. Mit dem Quark, dem Ei und den Hirseflocken mischen.
2 Die Datteln entsteinen, fein hacken und mit dem Honig und den Gewürzen unter den Teig ziehen.
3 Mit einem Esslöffel Klößchen abstechen, etwas flach drücken und in dem Öl auf beiden Seiten goldgelb backen.
Unser Tipp: Wenn Sie Bratlinge mit weniger Fett zubereiten möchten, nehmen Sie das Waffeleisen oder backen Sie die Küchlein auf Backpapier im Ofen.
Dazu passt: ein Obstsalat mit 1 TL Weizenkeimlingen (S. 88).

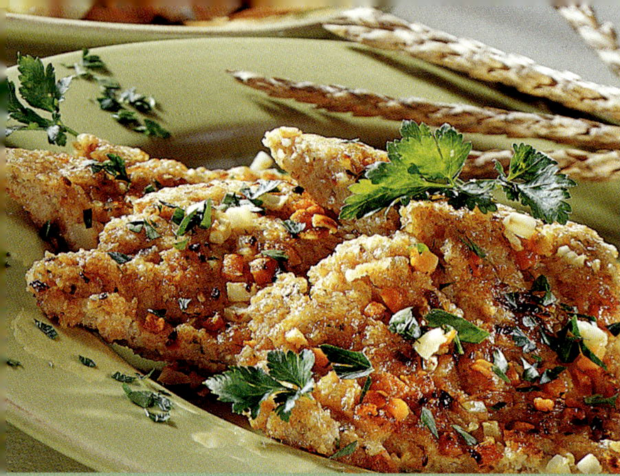

Getreiderösti: Hier duftet es schon beim Braten unwiderstehlich.

Getreiderösti

50 g grob geschroteter Grünkern oder Weizen ▪ je 1 Lorbeerblatt und Gewürznelke ▪ 1 kleine Zwiebel ▪ 1 kleine Möhre ▪ 50 g Knollensellerie ▪ 2 TL Olivenöl ▪ je 1 Prise Kräutersalz, Hefeflocken, gemahlener Koriander, getrocknete Kräuter (Estragon, Basilikum, Rosmarin ...) ▪ 1 TL frisch gehackte Petersilie

1 Das Getreide in 125 ml Gemüsebrühe/Wasser mit dem Lorbeerblatt und der Nelke bei schwacher Hitze etwa 10 Min. kochen, dann 20 Min. nachquellen lassen.
2 Zwiebel schälen und fein hacken. Die Möhre unter fließendem Wasser bürsten, Sellerie schälen. Beides fein würfeln.
3 1 TL Öl in einer Pfanne erhitzen und das Gemüse darin kurz andünsten. Das Getreide mit den Gewürzen abschmecken und zum Gemüse geben, alles glatt streichen. Von beiden Seiten braten. Vor dem Wenden das restliche Öl in die Pfanne geben. Das Gericht mit der Petersilie bestreuen.
Dazu passt: Champignonsalat (S. 95).

Tomatenhirse

40 g Hirse ▪ 1/2 kleine Zwiebel ▪ 1 Tomate ▪ 100 ml Gemüsebrühe ▪ 1 TL Olivenöl ▪ je 1 Prise Meersalz, Knoblauchpulver, getrocknetes Basilikum, frisch geriebene Muskatnuss ▪ 1 TL frisch gehackte Petersilie

1 Die Hirse in einem Sieb erst kalt, dann warm abspülen und abtropfen lassen, in einer trockenen Pfanne bei schwacher Hitze 15 Min. darren.
2 Die Zwiebel schälen und in feine Würfel schneiden. Die Tomate waschen, vom Stielansatz befreien und ebenfalls in kleine Würfel schneiden.
3 Die Gemüsebrühe aufkochen, die Hirse einstreuen und in 15 Min. bei schwacher Hitze kochen lassen, dann noch 10 Min. nachquellen lassen.
4 Das Öl in einer kleinen Pfanne erhitzen, die Zwiebelwürfel darin glasig dünsten, die Tomatenwürfel zufügen und mit den Gewürzen abschmecken. Die Mischung kurz aufkochen lassen.
5 Das Gemüse unter die Hirse ziehen, mit der Petersilie bestreuen.
Dazu passt: Indischer Blumenkohlsalat (S. 92).
Unser Tipp: Durch das Darren bleibt die Hirse beim Kochen körniger. Größere Mengen Hirse darren Sie am besten auf einem Backblech im auf 80 °C vorgeheizten Backofen; das dauert etwa 1 Stunde.

Buchweizenpfanne

1/8 l Gemüsebrühe ■ 50 g Buchweizen ■
je 1 Lorbeerblatt und Gewürznelke ■
1 Zwiebel ■ 50 g Champignons ■ 1 Möhre ■
50 g Knollensellerie ■ 1 TL Olivenöl ■
1 EL saure Sahne ■ 1 Eigelb ■ je 1 Prise
Kräutersalz, getrockneter Majoran, Knoblauchpulver und frisch gemahlener weißer Pfeffer ■
1 TL frisch geriebener Käse

1 Die Gemüsebrühe aufkochen, den Buchweizen einstreuen, Lorbeerblatt und Nelke zufügen und den Buchweizen bei schwacher Hitze 15–20 Min. ausquellen lassen.
2 Die Zwiebel schälen und in feine Würfel schneiden. Die Champignons putzen, waschen, trockentupfen und hacken. Die Möhre unter fließendem Wasser bürsten, den Sellerie schälen. Beides fein würfeln.
3 Das Gemüse und die Pilze im Öl bei mittlerer Hitze andünsten, dann vom Herd nehmen und abkühlen lassen; mit der sauren Sahne und dem Eigelb binden.
4 Den Backofen auf 200 °C vorheizen. Aus dem Buchweizen das Lorbeerblatt und die Nelke entfernen, das Gemüse unterrühren.
5 Mit dem Kräutersalz, dem Majoran, dem Knoblauch und dem Pfeffer würzen. Mit dem geriebenen Käse bestreuen und im Ofen überbacken, bis der Käse zu schmelzen beginnt.
Dazu passt: Frühlingssalat (S. 96).

Indische Naturreispfanne

1/2 Stange Lauch ■ 1 kleine Zucchini ■
1 Möhre ■ 50 g Weißkohl ■ 1 EL Sesamöl ■
2 EL gekeimte Soja- oder Mungbohnen
(S. 88) ■ 2 EL gedünsteter Naturreis ■
je 1 Prise Curry- und Kümmelpulver, Meersalz und frisch gemahlener weißer Pfeffer ■
je 1 Spritzer Sojasauce und Essig

1 Den Lauch putzen, längs aufschneiden, innen und außen gut waschen. Die Zucchini waschen und putzen, die Möhre unter fließendem kalten Wasser bürsten. Das Gemüse in feine Scheiben schneiden. Den Weißkohl in feine Streifen schneiden.
2 Das Öl in einer Pfanne erhitzen, das Gemüse darin mit etwas Wasser 6–8 Min. bei schwacher Hitze gar dünsten.
3 Keimlinge spülen, abtropfen lassen und mit dem Reis locker unter das Gemüse mischen. Mit den Gewürzen abschmecken, nochmals kurz erhitzen. Sofort genießen.
Dazu passt: Sellerierohkost (S. 90).

› Sesamöl gibt Reis und Gemüse den »original indischen« Geschmack.

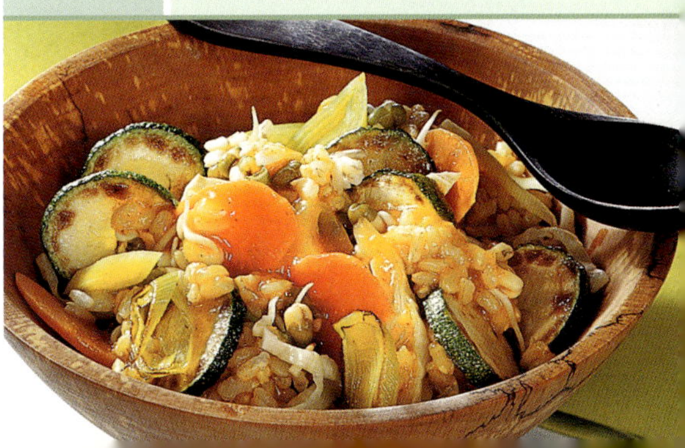

Allgäuer Spätzle

Meersalz ▪ 100 g feines Weizenvollkornmehl ▪ 1 Ei ▪ je 1 Prise frisch geriebene Muskatnuss und Kräutersalz ▪ 1 kleine Zwiebel ▪ 1 TL Öl ▪ 1–2 EL frisch geriebener Emmentaler Käse

1 2 l Salzwasser zum Kochen bringen.
2 Mehl mit Ei, Gewürzen und Wasser zu einem glatten Teig rühren. Von einem nassen Holzbrett mit dem Messer Spätzle ins Wasser schaben oder mit der Presse hineindrücken. Umrühren, aufkochen und ziehen lassen, bis die Spätzle oben schwimmen.
3 Zwiebel schälen, fein würfeln und im Öl anbraten. Spätzle mit einem Schaumlöffel auf einen angewärmten Teller heben, mit Zwiebel und Käse bestreuen.

Grüne Vollkornnudeln mit Walnusssauce

50 g grüne Vollkornnudeln (z. B. Tagliatelle) ▪ 5 Walnusskerne ▪ 1 Prise Meersalz ▪ 1 TL Olivenöl ▪ 1 EL Sahne

1 Die Nudeln bissfest kochen.
2 Die Nüsse im Mörser mit dem Salz zerstoßen oder auf einem Holzbrett mit Salz bestreuen und sehr fein hacken.
3 Tropfenweise Öl und Sahne unterrühren, bis eine dickflüssige Sauce entsteht. Zu den Nudeln reichen.
Dazu passt: Chicoréesalat (S. 96).

Vollkornnudeln mit Tomaten-Pilz-Sauce

50 g Vollkornnudeln (z. B. Tagliatelle, Rigatoni, Spirelli, Farfalle) ▪ 1 kleine Zwiebel ▪ 1/2 kleine Knoblauchzehe ▪ 50 g Steinpilze ▪ 8 Cocktailtomaten ▪ 1 EL Olivenöl ▪ je 1 Prise Meersalz, frisch gemahlener weißer Pfeffer und getrockneter Oregano ▪ 1 EL frisch gehackte Petersilie und frisch gezupftes Basilikum

1 Die Nudeln in reichlich Salzwasser bissfest kochen.
2 Die Zwiebel und den Knoblauch schälen. Die Zwiebel in feine Würfel schneiden, den Knoblauch fein hacken.
3 Die Steinpilze putzen und in feine Scheiben schneiden.
4 Das Öl in einer Pfanne erhitzen, die Zwiebelwürfel, den Knoblauch und die Pilze darin kurz anbraten; die Tomaten zufügen. Mit Salz, Pfeffer und Oregano würzen und kurz aufkochen lassen.
5 Die Nudeln abgießen, kalt abschrecken, abtropfen lassen und in den Teller geben. Die Sauce darüber verteilen und die Nudeln mit den Kräutern bestreuen.
Dazu passt: Spinatsalat (S. 97), den Sie mit der Kräuter-Rahmsauce (S. 100) zubereiten.
Unser Tipp: Statt der Steinpilze können Sie in der gleichen Weise auch fein gewürfelten Tofu oder Räuchertofu (Naturkostladen) verwenden.

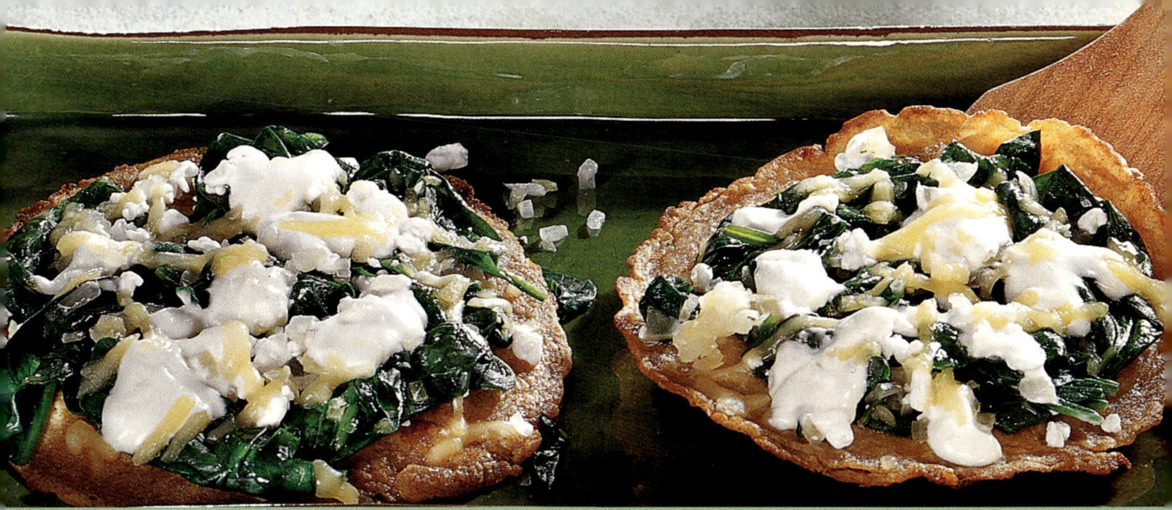

Die leckeren Pfannkuchen können Sie nach Art der italienischen Panzarotti zusammengerollt backen, aber auch wie kleine Pizzas.

Gefüllte Spinatpfannkuchen

2 EL fein gemahlenes Weizenvollkornmehl ▪ 1 Ei ▪ 5 EL Milch ▪ je 1 Prise Meersalz und frisch geriebene Muskatnuss ▪ 100 g junger Blattspinat ▪ 1 kleine Zwiebel ▪ 1/2 kleine Knoblauchzehe ▪ 1 TL Olivenöl ▪ je 1 Prise Kräutersalz, Hefeflocken und frisch gemahlener weißer Pfeffer ▪ 2 EL körniger Frischkäse ▪ 1 TL Öl/Butterschmalz ▪ 2 EL saure Sahne ▪ 1 EL frisch geriebener Käse ▪ Öl für die Form

1 Aus Mehl, Ei, Milch, Salz und Muskat einen flüssigen Pfannkuchenteig bereiten und etwa 30 Min. quellen lassen.

2 Für die Füllung den Spinat verlesen, von groben Blattstielen befreien und zum Waschen in kaltes Wasser legen. Die Zwiebel schälen und in kleine Würfel schneiden. Den Knoblauch sehr fein hacken.

3 Das Öl in einem Topf erhitzen und die Zwiebelwürfel und den Knoblauch darin glasig dünsten. Den Spinat mit dem Schaumlöffel aus dem Wasser nehmen und unabgetropft mit andünsten. Kräftig mit Kräutersalz, Hefeflocken und weißem Pfeffer würzen und auskühlen lassen.

4 Aus dem Teig in wenig Öl oder Butterschmalz dünne Pfannkuchen backen, ausgebreitet auf einem Teller stapeln.

5 Den Backofen auf 200 °C vorheizen. Den abgekühlten Spinat mit dem körnigen Frischkäse mischen. Eine kleine feuerfeste Form mit wenig Öl ausstreichen. Auf jeden Pfannkuchen 1–2 TL Spinatfüllung geben, etwas verstreichen. Die Pfannkuchen in die Form setzen, mit der sauren Sahne bestreichen, mit dem Käse bestreuen und im Backofen kurz überbacken.

Variante: Wenn Sie statt der Milch Mineralwasser mit Kohlensäure verwenden, gelingen Ihre Pfannkuchen besonders locker und knusprig.

Dazu passt: Möhrensalat mit Apfel (S. 89).

Tomatensauce

Je 1/2 Zwiebel und Knoblauchzehe ▪ 1 Prise Meersalz ▪ 250 g reife Tomaten ▪ 1 TL Olivenöl ▪ 1/4 Lorbeerblatt ▪ 1 Prise getrockneter Thymian ▪ 1 Prise frisch gemahlener weißer Pfeffer ▪ 1 TL frisch gehackte Petersilie ▪ 1/2 TL frisch gehacktes Basilikum ▪ 1 Spritzer Apfeldicksaft

1 Zwiebel und Knoblauch fein schneiden, den Knoblauch mit dem Salz zerdrücken.
2 Die Tomaten waschen und vierteln. Das Öl in einem Topf erhitzen, Zwiebel und Knoblauch darin andünsten. Tomaten mit dem Lorbeerblatt und zerriebenen Thymian zufügen und etwa 15 Min. unter Rühren zu einer sämigen Sauce kochen lassen.
3 Die Tomatensauce durch ein Sieb streichen oder pürieren, eventuell noch etwas einkochen lassen und mit dem Pfeffer, der Petersilie, dem Basilikum und nach Belieben mit Apfeldicksaft würzen.
Passt gut zu: gedünstetem Naturreis (rechts), Zucchini-Hirse-Pfanne (S. 104), Haferbratlingen (S. 30) und Vollkornnudeln.

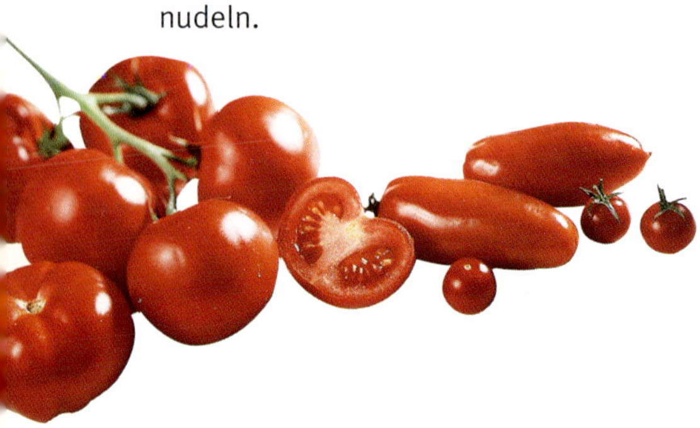

Gedünsteter Naturreis

50 g Naturreis ▪ 1 Msp. Meersalz oder Kräutersalz ▪ 1 TL Butter ▪ 1 TL frisch gehackte Kräuter wie Petersilie, Pimpinelle oder Schnittlauch

1 Den Reis in einem Sieb unter fließendem Wasser waschen, bis das Wasser klar bleibt. In 1/8 l Wasser 10–12 Stunden quellen lassen, am besten über Nacht.
2 Den Reis im Einweichwasser aufkochen und zugedeckt bei schwacher Hitze 30 bis 40 Min. ausquellen lassen, evtl. etwas heißes Wasser nachgießen und nachquellen lassen. Kurz vor Ende der Garzeit salzen und die Butter zufügen. Die Kräuter locker unter den Reis heben.
Dazu passt: Gefüllte Zwiebel (S. 112).

Gedünsteter Grünkern

1/2 kleine Zwiebel ▪ 1 TL Olivenöl ▪ 50 g Grünkern ▪ 1/8 l Gemüsebrühe

1 Die Zwiebel schälen und fein würfeln. Das Öl in einem kleinen Topf erhitzen und die Zwiebelwürfel darin glasig dünsten.
2 Den Grünkern unter Rühren 2–3 Min. mitdünsten. Die Gemüsebrühe zugeben, aufkochen lassen. Bei schwacher Hitze in 15–30 Min. ausquellen und 15 Min. nachquellen lassen.
Dazu passt: Tomatensalat (S. 35).
Unser Tipp: Eignet sich gut als Füllung von Kohlrabi und Zwiebeln sowie für Salate.

Gemüse und Kartoffeln

Gemüse, ideale Ergänzung aller Gerichte aus Getreide und Kartoffeln, kaufen Sie am besten frisch vom (Bio-)Erzeuger oder morgens auf dem Wochenmarkt – wenn es keinen langen Transport und keine lange Lagerung hinter sich hat (siehe auch S. 73).
Kartoffeln sind immer dann willkommen, wenn für den Frischkostsalat oder für das Gemüse einmal ausschließlich Blatt- oder Stängelgemüse zur Verfügung stehen.

Bohnengemüse

100 g frische grüne Bohnen ▪ 1/2 kleine Knoblauchzehe ▪ 1 Prise Meersalz ▪ 1/2 Zwiebel ▪ 1 TL Olivenöl ▪ 3 EL Gemüsebrühe ▪ etwas Bohnenkraut ▪ je 1 Prise Hefeflocken und frisch gemahlener schwarzer Pfeffer

1 Die Bohnen waschen und putzen. Den Knoblauch fein hacken, mit dem Salz bestreuen und zerdrücken. Die Zwiebel schälen und grob in Würfel schneiden.
2 Das Öl in einem Topf erhitzen, den Knoblauch und die Zwiebelwürfel darin glasig dünsten.
3 Die Gemüsebrühe angießen, Bohnen und Bohnenkraut zufügen und zugedeckt bei schwacher Hitze in 15 Min. garen. Mit Hefeflocken und Pfeffer abschmecken.
Passt gut zu: Kartoffelgratin (S. 113).

Fenchelgemüse in Tomatensauce

1 kleine Zwiebel ▪ 1 TL Olivenöl ▪ 1 kleine Fenchelknolle ▪ 3 EL Weißwein oder Gemüsebrühe ▪ je 1 Prise frisch gemahlener weißer Pfeffer und Meersalz ▪ je 1 TL Zitronensaft und Tomatenmark

1 Die Zwiebel schälen und sehr fein würfeln. Das Öl in einem Topf erhitzen, die Zwiebelwürfel darin glasig dünsten.
2 Die Fenchelknolle waschen, halbieren, das Grün fein hacken und beiseite legen. Den Fenchel zu den Zwiebeln geben, Wein oder Brühe zugießen. In 15–20 Min. bei schwacher Hitze gar dünsten.
3 Den Fenchel pfeffern und salzen und auf einem Teller anrichten. Gemüsefond mit Zitronensaft und Tomatenmark verrühren, im offenen Topf etwas einkochen lassen und über die Fenchelknollen verteilen. Mit dem Fenchelgrün garnieren.
Dazu passen: Fünfkornbratlinge (S. 105).

› Zartes für Feinschmecker: aromatisches Fenchelgemüse.

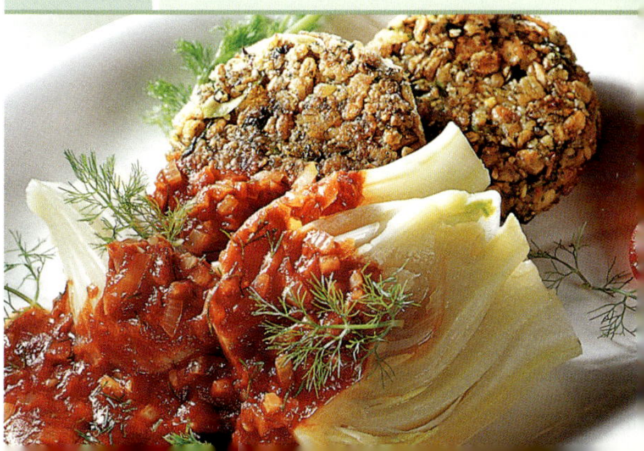

Möhrenbratlinge

100 g Möhre ▪ 60 g Kartoffel ▪ 1 EL Weizenvollkornmehl ▪ 1 Ei ▪ je 1 Prise getrocknetes Liebstöckel, Meersalz, Pfeffer und frisch geriebene Muskatnuss ▪ je 1 TL frisch gehackte Petersilie und Dill ▪ 1 TL Rapsöl

Möhre und Kartoffel unter fließendem Wasser bürsten; raspeln, mit Mehl und Ei mischen. Die Gewürze und Kräuter untermischen. Kleine Küchlein formen und im Öl von beiden Seiten goldbraun braten.
Dazu passt: Frischkostsalat.

Gefüllte Zwiebel

1 große Gemüsezwiebel ▪ 1 EL Weißwein ▪ 100 ml Gemüsebrühe ▪ 50 g Pfifferlinge oder Champignons ▪ 1/4 Stange Lauch ▪ 1 TL Olivenöl ▪ 1 EL Hafermehl ▪ je 1 Prise Meersalz, getrockneter Thymian und frisch geriebene Muskatnuss ▪ 1 TL frisch gehackte Petersilie ▪ 4 EL Gemüsebrühe ▪ 2 EL Sahne ▪ Olivenöl

1 Die Zwiebel schälen, quer halbieren. Im Wein und der Brühe 15 Min. garen.
2 Zwiebelinneres so herauslösen, dass je 3 Schichten zum Füllen zurückbleiben. In feine Würfel schneiden. Die Pilze putzen, den Lauch längs aufschneiden, gründlich waschen. Beides fein hacken.
3 Zwiebel, Lauch und Pilze im Öl 10 Min. dünsten. Mit dem Mehl binden und mit Salz, Thymian und Muskat kräftig würzen.
4 Den Backofen auf 180 °C vorheizen. Die ausgehöhlten Zwiebelhälften in eine leicht gefettete, feuerfeste Form setzen. Die Pilzmasse mit der Petersilie mischen und in die Zwiebelhälften füllen; die Gemüsebrühe angießen und die Zwiebeln zugedeckt in 25–30 Min. garen.
5 Die gefüllten Zwiebelhälften auf einen vorgewärmten Teller geben. Den Gemüsefond mit der Sahne etwas einkochen lassen und über die Zwiebeln gießen.
Dazu passt: Naturreis neapolitanische Art (S. 28).

Gefüllte Kartoffeln

3 mittelgroße Kartoffeln ▪ 2 TL weiche Butter ▪ 2 EL saure Sahne ▪ je 1 Prise Kräutersalz und Majoran ▪ 50 g Sellerieknolle ▪ 1 kleine Möhre ▪ etwas Rapsöl für die Form

1 Die Kartoffeln als Pellkartoffeln zubereiten (siehe S. 26).
2 Den Backofen auf 180 °C vorheizen. Kartoffeln pellen, seitlich einen Deckel abschneiden, Kartoffeln vorsichtig aushöhlen.
3 Die Kartoffelmasse mit einer Gabel zerdrücken, Butter, saure Sahne und Gewürze unterziehen. Sellerie und Möhre waschen, reiben und unter die Masse ziehen.
4 Die Masse in die Kartoffeln füllen. Eine kleine Auflaufform mit Öl einpinseln, die Kartoffeln darin 10–15 Min. backen.
Dazu passt: Hähnchenkeule mit Basilikum (siehe S. 114).

Kartoffelgratin

3 mittelgroße Kartoffeln ▪ je 1 Prise Kräutersalz, Kümmel, Majoran, frisch gemahlener weißer Pfeffer, Hefeflocken, frisch geriebene Muskatnuss ▪ 1 kleine Möhre ▪ 50 g Knollensellerie ▪ 1/2 Zwiebel ▪ 4 EL saure Sahne ▪ 1 TL geriebener Parmesankäse

1 Die Kartoffeln als Pellkartoffeln zubereiten (siehe S. 26), pellen, in Scheiben schneiden und mit den Gewürzen bestreuen.
2 Die Möhre putzen und bürsten, Zwiebel und Sellerie putzen und schälen. Alles raspeln und locker unter die Kartoffelscheiben mischen.
3 Das Gemüse in eine gefettete Auflaufform geben. Den Backofen auf 180 °C vorheizen. Die saure Sahne mit dem Käse vermischen, über die Kartoffeln gießen und im Backofen in etwa 30 Min. garen.
Dazu passen: Lammkoteletts in Zitronenbutter (S. 114).

Überbackener Staudensellerie

250 g Staudensellerie ▪ 1/8 l Gemüsebrühe oder Wasser ▪ 1/2 Zwiebel ▪ 1 Tomate ▪ 1 TL Olivenöl ▪ 1 Eigelb ▪ 2 EL saure Sahne ▪ 1 EL geriebener Emmentaler Käse ▪ je 1 Prise Kräutersalz, frisch gemahlener weißer Pfeffer, frisch geriebene Muskatnuss und getrocknetes Basilikum

1 Den Sellerie waschen, putzen, in 10 cm lange Stücke schneiden und in der Brühe/dem Wasser in 15 Min. bissfest garen. Den Backofen auf 200 °C vorheizen.
2 Die Zwiebel schälen und fein hacken. Die Tomate waschen, halbieren, vom Stielansatz befreien und fein würfeln.
3 Das Öl in einer feuerfesten Form erhitzen, die Zwiebel darin andünsten. Sellerie abgießen und darauf legen. Eigelb mit Sahne, Käse, Salz, Pfeffer, Muskat verrühren und darüber geben. Tomate und Basilikum darüber verteilen, 10 Min. backen.
Passt gut zu: Getreide und Kartoffeln.

› Wenn es aus dem Ofen köstlich duftet, könnte das an einem dieser Aufläufe liegen! Mit ein paar Räuchertofu-Würfeln schmecken sie übrigens noch herzhafter.

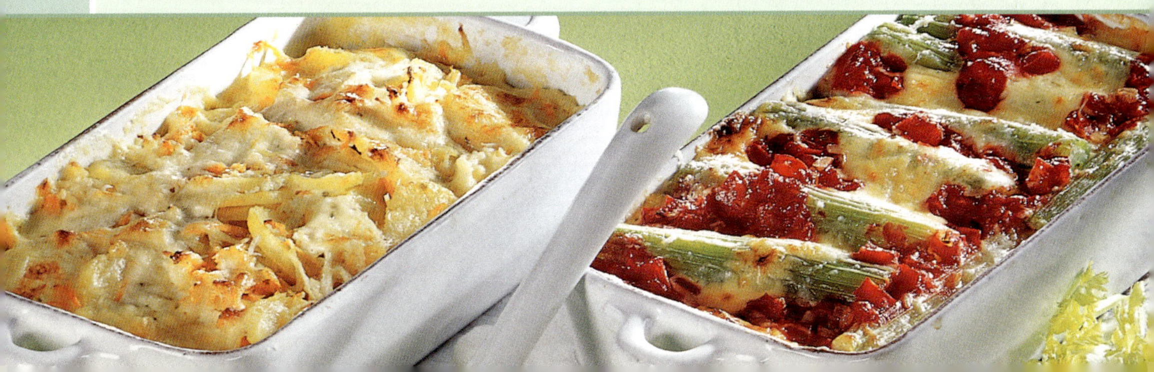

Fisch und Fleisch

Fisch und Fleisch müssen nicht völlig aus der Vollwertküche verbannt werden, sollten aber nie Hauptbestandteil der Mahlzeit sein und vor allem nicht täglich auf dem Speiseplan stehen. Ein- bis zweimal wöchentlich können Sie Ihren Appetit auf Fleisch und Fisch stillen. Unsere Rezepte sollen Ihnen vor allem das bekömmliche Maß für die Portionen vermitteln und zeigen, wie man Fisch und Fleisch durch Kräuter und Gewürze aufwertet.

Lammkoteletts in Zitronenbutter

2 kleine Lammkoteletts (etwa 150 g) ▪ 2 TL Zitronensaft ▪ je 1 Prise Meersalz und frisch gemahlener schwarzer Pfeffer ▪ 1 TL Olivenöl ▪ 1/2 kleine Zwiebel ▪ 1 TL Butter ▪ 1 TL frisch gehackte Petersilie

1 Die Koteletts mit 1 TL Zitronensaft einreiben, salzen und pfeffern, mit dem Öl bestreichen und 10 Min. ziehen lassen.
2 Die Zwiebel schälen, in feine Würfel schneiden und in der Butter bei schwacher Hitze dünsten, ohne sie zu bräunen. Dann den restlichen Zitronensaft und die gehackte Petersilie zufügen.
3 Die Koteletts von jeder Seite etwa 5 Min. braten oder grillen, auf einen angewärmten Teller geben. Die Zitronenbutter darauf verteilen.

Dazu passt: Zucchini-Tomaten-Gemüse (S. 29) und gedünsteter Naturreis (S. 110) oder Kartoffelgratin (S. 113).

Hähnchenkeule mit Basilikum

8 frische Blätter Basilikum ▪ 1/2 kleine Knoblauchzehe ▪ 1 TL Pinienkerne oder Mandeln ▪ 1 TL Olivenöl ▪ 1 TL geriebener Parmesankäse ▪ 1 Hähnchenkeule (etwa 220 g) ▪ je 1 Prise Meersalz und frisch gemahlener weißer Pfeffer ▪ 1 TL Butterschmalz ▪ 2 EL Weißwein oder Gemüsebrühe

1 Das Basilikum waschen. Den Knoblauch schälen und mit den Pinienkernen oder den Mandeln grob zerkleinern. 2 Basilikumblättchen zum Garnieren zurückbehalten, die restlichen mit Knoblauch und Pinienkernen/Mandeln im Mörser fein zerstoßen, Öl und Käse unterziehen.
2 Die Hähnchenkeule waschen, abtrocknen, die Haut mit einem scharfen Messer lösen und die Basilikumpaste zwischen Fleisch und Haut streichen.
3 Das Fleisch salzen und pfeffern, im Butterschmalz von beiden Seiten bei starker Hitze anbraten, bei mittlerer Hitze in 15–20 Min. fertig garen.
4 Keule herausnehmen und warm stellen, das Bratfett abschöpfen, den Fond mit Wein oder Gemüsebrühe kurz aufkochen lassen und über die Hähnchenkeule gießen; mit Basilikumblättchen garnieren.

Dazu passen: Gefüllte Kartoffeln (S. 112).

Kabeljaufilet in Pilzsauce

150 g Kabeljaufilet ■ 1 TL Zitronensaft ■ 1 Prise Kräutersalz ■ 1/2 Zwiebel ■ 2 TL Olivenöl ■ 1 EL Weißwein ■ 50 g frische Pilze ■ je 1 Prise frisch geriebene Muskatnuss, Kräutersalz und frisch gemahlener weißer Pfeffer ■ 1 EL saure Sahne ■ 1 TL frisch gehackte gemischte Kräuter

1 Das Fischfilet waschen, trockentupfen, mit dem Zitronensaft beträufeln und mit dem Kräutersalz würzen. Die Zwiebel in feine Würfel schneiden.

2 1 TL Olivenöl in einer Pfanne erhitzen, die Zwiebelwürfel darin andünsten, den Fisch in die Pfanne geben, den Wein angießen und das Fischfilet darin 5 Min. dünsten; dann warm stellen.

3 Für die Sauce die Pilze putzen und im restlichen Öl anschwitzen. Mit Muskat, Pfeffer und Kräutersalz würzen und über den Fisch geben. Den Fond aus der Fischpfanne mit der sauren Sahne binden, kurz erhitzen, aber nicht mehr kochen lassen, mit den frischen Kräutern abschmecken und über den Fisch gießen.

Dazu passen: Bircher-Kartoffeln (S. 34).

Muschelrisotto

100 g Muschelfleisch, frisch oder tiefgefroren ■ 1 TL Olivenöl ■ 30 g Naturreis ■ 100 ml Gemüsebrühe ■ 3 EL Weißwein ■ je 1/2 Zwiebel und Knoblauchzehe ■ 1 TL Olivenöl ■ je 1 Prise frisch gemahlener weißer Pfeffer, getrockneter Oregano, frisch geriebene Muskatnuss und Hefeflocken ■ 1 TL frisch gehackte Petersilie oder Basilikum ■ 1 EL geriebener Parmesan

1 Tiefgefrorenes Muschelfleisch aus der Verpackung nehmen und zugedeckt auftauen lassen. Das Olivenöl in einem Topf erhitzen, den Reis zufügen und unter Rühren glasig dünsten. Die Gemüsebrühe und den Wein angießen und den Reis darin bei schwacher Hitze in 30–45 Min. ausquellen lassen.

2 Die Zwiebel schälen und in feine Würfel schneiden, den Knoblauch fein hacken. Das Öl in einer Pfanne erhitzen, Zwiebel und Knoblauch darin andünsten, das Muschelfleisch zufügen und 5 Min. mitdünsten. Reis mit den Gewürzen abschmecken und das Muschelfleisch locker unterheben.

Das Muschelrisotto mit der Petersilie und Parmesan bestreuen und sofort servieren.

Dazu passt: Fenchelgemüse (S. 111).

› Mit einem Glas Weißwein genau das Richtige für Gäste.

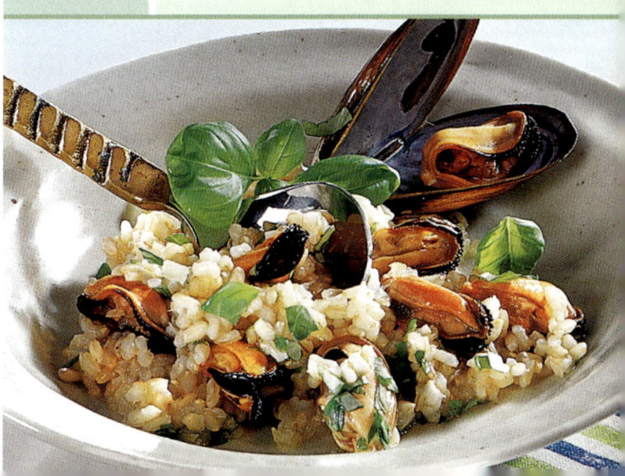

Desserts

Hier finden Sie köstliche süße Nachspeisen, die ganz ohne Zucker auskommen. Hauptbestandteil ist Obst, auch Milchprodukte und Nüsse spielen eine wichtige Rolle. Halten Sie sich an die angegebenen Mengen der Zutaten. Wählen Sie jeweils Rezepte mit Früchten, die gerade Saison haben – dann bekommen Sie auf dem Markt günstig frische, regionale Ware.

Gefüllte Grapefruit

1/2 rosafleischige Grapefruit ▪ 1 Mandarine oder einige Erdbeeren ▪ 1 TL mit Honig gesüßter Sanddornsaft ▪ 2 Walnusskerne

1 Die Grapefruit halbieren, das Fruchtfleisch mit einem spitzen Messer oder einem speziellen Grapefruitlöffel aus der Schale lösen, in Spalten teilen, filetieren.
2 Die Mandarine schälen, sorgfältig von den weißen Fäden befreien und in kleine Stücke schneiden. Erdbeeren waschen, putzen, evtl. halbieren oder vierteln.
3 Die Früchte mit dem Sanddornsaft locker mischen und in die Grapefruitschale füllen. Mit den Nüssen garnieren.

Sanddornapfel

1 Apfel ▪ 2 EL Sahne oder Dickmilch ▪ 1 TL mit Honig gesüßter Sanddornsaft ▪ 1 Prise Zimt ▪ 1 TL Weizenkeimlinge

1 Den Apfel waschen und das Kerngehäuse mit einem Apfelausstecher herausstechen. Den Apfel in dünne Scheiben schneiden oder hobeln.
2 Die Sahne oder Dickmilch mit dem Sanddornsaft und dem Zimt mischen und über die Apfelscheiben gießen. Die Weizenkeimlinge darüber streuen.

Diese fruchtig-süßen Desserts können Sie besten Gewissens genießen.

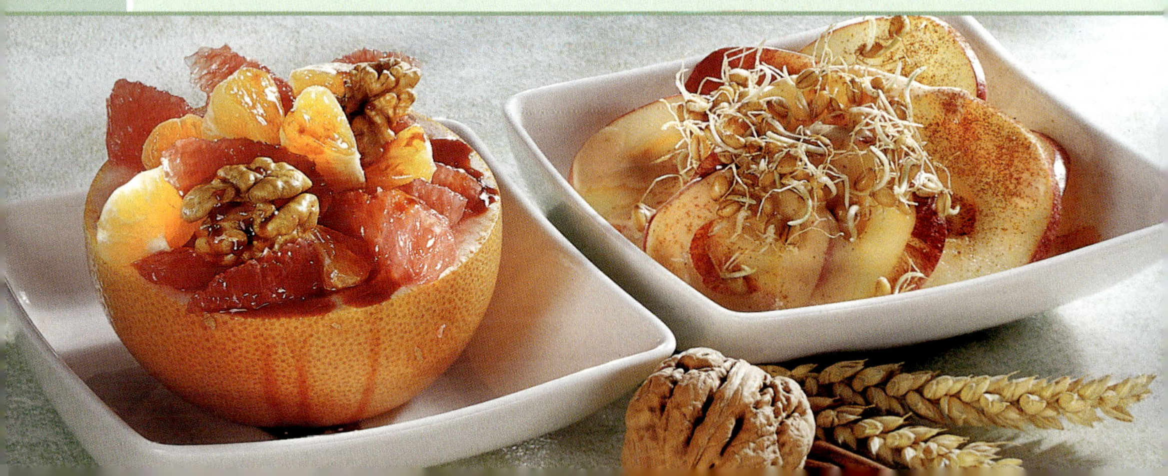

Frische Ananas

2 Scheiben frische Ananas ▪
1 TL mit Honig gesüßter Sanddornsaft ▪
1 EL Dickmilch

1 Die Ananasscheiben schälen, den harten Strunk herausstechen und die Scheiben auf einen Teller legen.
2 Den Sanddornsaft mit der Dickmilch mischen und über die Ananasscheiben verteilen.

Orangencreme

50 g Magerquark ▪ 1 EL Milch ▪
1 TL mit Honig gesüßter Sanddornsaft ▪
1 Prise abgeriebene Zitronenschale ▪
1 Orange ▪ 4 Himbeeren ▪ 1 Walnusskern

1 Den Quark mit der Milch, dem Sanddornsaft und der Zitronenschale mischen und glatt rühren.
2 Die Orange schälen, gründlich von der weißen Haut befreien, in Spalten teilen und in Würfel schneiden. Die Himbeeren waschen.
3 Das Obst unter die Quarkcreme ziehen und mit der Walnuss garnieren. Sofort genießen!
Unser Tipp: 1–2 EL untergezogene Schlagsahne verfeinern das Dessert.

Erdbeercreme

100 g Erdbeeren ▪ 1 TL mit Honig gesüßter Sanddornsaft ▪ abgeriebene Schale von 1/4 Bio-Zitrone oder etwas Vanillemark ▪ 50 g Quark ▪ 1/2 TL gehackte Pistazienkerne

1 Die Erdbeeren waschen, trockentupfen und 2 Beeren zum Garnieren zurückbehalten. Die übrigen Erdbeeren mit einer Gabel zerdrücken und mit dem Sanddornsaft und der Zitronenschale oder dem Vanillemark vermischen.
2 Den Quark unter die Erdbeermasse ziehen. Die Creme in einem Glasschälchen mit Erdbeeren und Pistazienkernen garnieren.

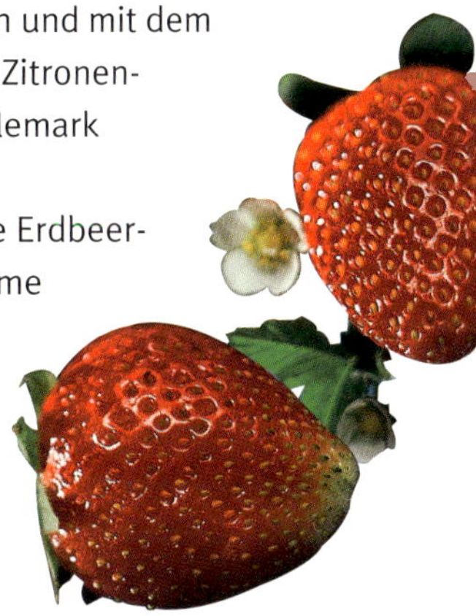

Unser Tipp: 2 EL steif geschlagene und vorsichtig untergehobene Schlagsahne machen die Creme luftiger – aber auch üppiger!
Variante: Wenn es keine frischen Beeren gibt, bereiten Sie doch eine Himbeercreme zu: Statt der Erdbeeren 100 g tiefgefrorene Himbeeren auftauen lassen, pürieren und wie oben beschrieben weiterverarbeiten. Schmeckt ebenso köstlich!

Reissalat Hawaii

30 g Rundkorn-Naturreis ▪ 2 Kirschen (frisch oder tiefgefroren) ▪ 1 TL Honig ▪ abgeriebene Schale von 1/4 Zitrone ▪ 2 EL Sahne ▪ 2 Scheiben frische Ananas ▪ 3 grob gehackte Mandeln

1 Den Reis über Nacht in 100 ml Wasser einweichen.

2 Tiefgefrorene Kirschen auftauen. Den Reis im Einweichwasser zum Kochen bringen und bei schwacher Hitze in 30 bis 40 Min. ausquellen lassen. Eventuell noch etwas Wasser zufügen.

3 Den Reis abkühlen lassen, mit Honig und abgeriebener Zitronenschale abschmecken. Die Schlagsahne unterheben.

4 Die Ananasscheiben schälen und den harten Strunk herausschneiden. Den Reissalat mit den Früchten garnieren und mit den Mandeln bestreuen.

Obstsalat mit Trockenfrüchten

3 getrocknete Aprikosen oder Pflaumen ▪ 5 Erdbeeren ▪ 2 Scheiben frische Ananas ▪ 1 kleine Orange ▪ 1 TL Zitronensaft ▪ 1 TL mit Honig gesüßter Sanddornsaft ▪ 2 EL Sahne oder Dickmilch ▪ einige Haselnusskerne

1 Die Trockenfrüchte über Nacht in wenig Wasser einweichen.

2 Die Erdbeeren waschen, trockentupfen, von den Stielenden befreien und halbieren. Die Ananasscheiben würfeln. Die Orange schälen, gründlich von der weißen Haut befreien, in Spalten teilen und klein schneiden. Die Trockenfrüchte ebenfalls klein schneiden.

3 Den Zitronensaft mit dem Sanddornsaft und der Sahne oder der Dickmilch verrühren und das Obst untermischen. Den Obstsalat mit den Nüssen garnieren.

› Was hier über den Tellerrand schaut, ist randvoll mit Vitaminen!

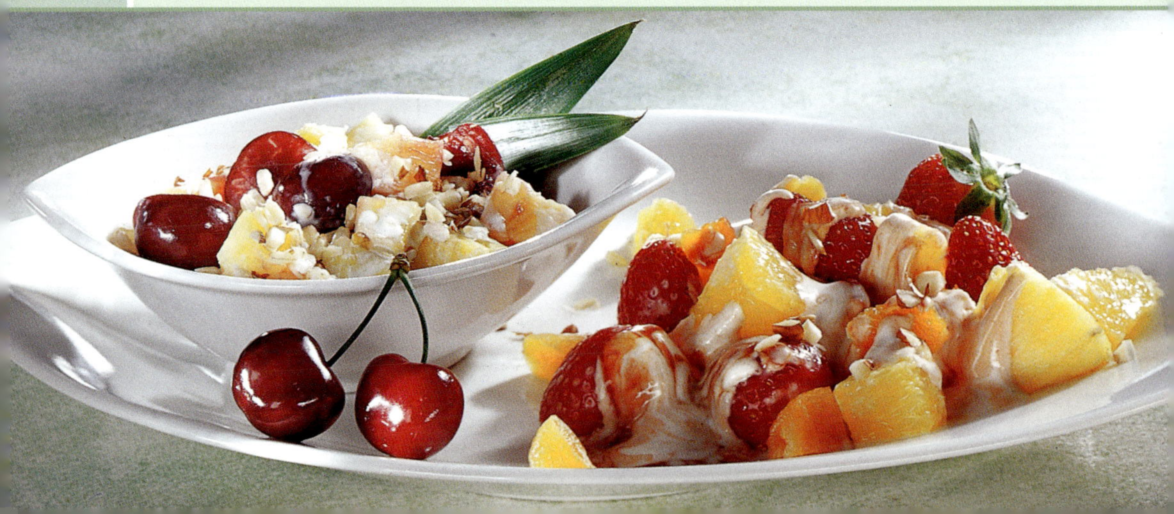

Kleine kalte Gerichte

Wenn Sie die Mahlzeiten eines Tages nach dem Speiseplan für eine Woche Vollwerternährung (S. 78/79) auswählen, sehen Sie, dass für den Abend häufig eins der folgenden Rezepte genannt wird: Die Abendmahlzeit sollte nach dem alten Spruch immer die eines Bettelmannes sein, nicht die eines Königs.

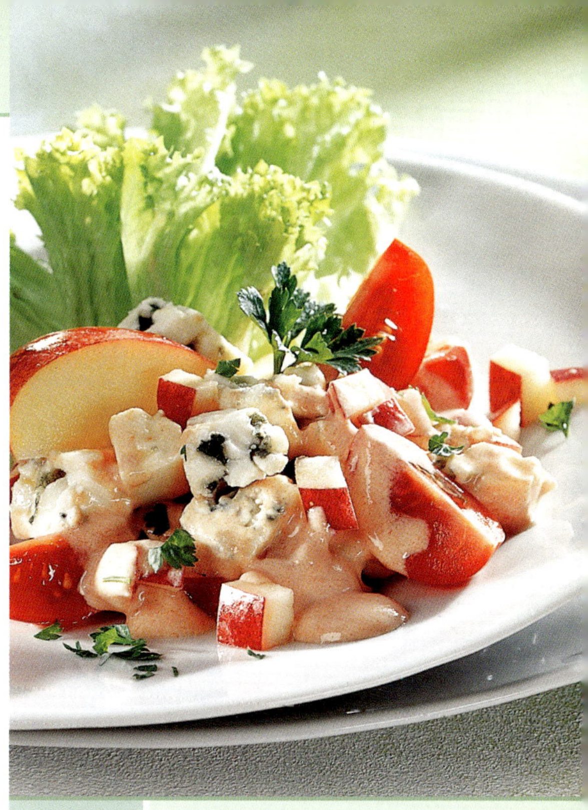

Der fruchtige Käsesalat macht die kleine Brotzeit zum Hochgenuss.

Marinierter Handkäse

1/4 Zwiebel ■ 50 g Handkäse ■ 1 Salatblatt ■ 1 TL Obstessig ■ 2 TL Rapsöl ■ 1 EL frisch gehackte Petersilie ■ etwas Kümmel

1 Die Zwiebel schälen und in feine Ringe schneiden. Den Handkäse in etwa 5 mm dicke Scheiben schneiden.
2 Das Salatblatt waschen, trockentupfen und den Käse und die Zwiebelringe darauf anrichten.
3 Essig, Öl, Petersilie und Kümmel verrühren und über den Käse gießen.
Dazu passt: Vollkorn- oder Knäckebrot.

Dänischer Käsesalat

40 g Edelpilzkäse ■ 1 kleiner Apfel ■ 1 Salatblatt ■ 2 EL saure Sahne ■ 1/2 EL Tomatenketchup ■ 1 Spritzer Zitronensaft ■ je 1 Prise Ingwerpulver und frisch gemahlener weißer Pfeffer ■ 1 Zweig Petersilie ■ 1 kleine Tomate

1 Den Käse fein würfeln. Den Apfel waschen, vierteln, vom Kerngehäuse befreien, in feine Würfel schneiden und mit den Käsewürfeln mischen.
2 Das Salatblatt waschen, trockentupfen und die Käsemischung darauf anrichten.
3 Die saure Sahne mit dem Ketchup, dem Zitronensaft, dem Ingwerpulver und dem Pfeffer zu einer würzigen Sauce verrühren und über den Salat verteilen.
4 Die Tomate waschen, vom Stielansatz befreien und achteln. Den Salat mit Tomatenachteln und der Petersilie garnieren.
Dazu passt: kräftiges Vollkornbrot.

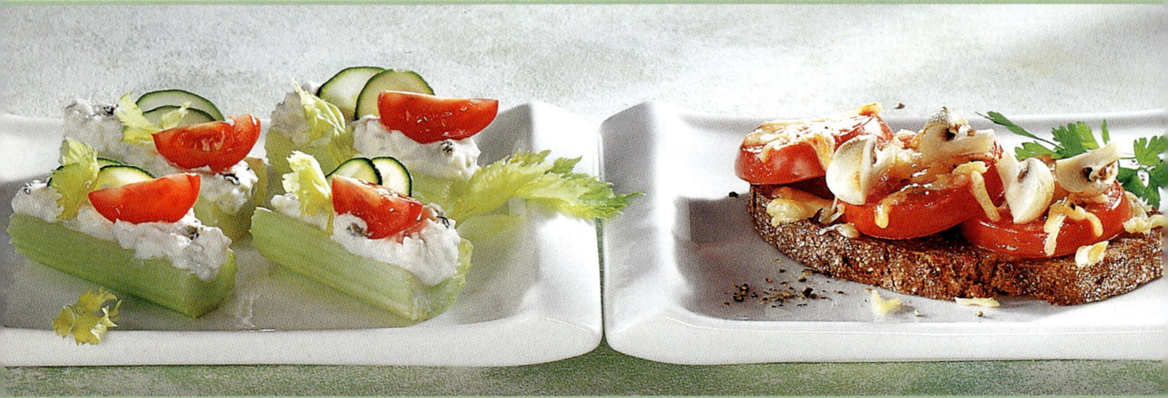

Kleine Gerichte mit Persönlichkeit: So köstlich und schön angerichtet ist auch die kleine Zwischenmahlzeit keine Nebensache mehr.

Sellerieschiffchen mit französischer Käsecreme

30 g Roquefortkäse ■ 3 EL Magerquark ■ 1/4 Zwiebel ■ 1 Prise Meersalz und frisch gemahlener weißer Pfeffer ■ 2 kleine Stangen Staudensellerie ■ 1 kleine Tomate ■ 1/4 Salatgurke oder 1 kleiner Zucchino

1 Den Käse mit einer Gabel zerdrücken; den Quark unterziehen.
2 Die Zwiebel schälen, in feine Würfel schneiden und unter die Käsecreme mischen, mit Salz und Pfeffer würzen.
3 Die Selleriestangen waschen, putzen und in ca. 6 cm lange Stücke schneiden.
4 Die Käsecreme in den Sellerie füllen.
5 Die Tomate waschen, vom Stielansatz befreien und achteln. Gurke oder Zucchino waschen und in Scheiben schneiden. Die Creme mit den Tomatenachteln und Gurken-/Zucchinoscheiben garnieren.

Unser Tipp: Füllen Sie die Käsecreme mit einem Spritzbeutel dekorativ in die Selleriestangen.

Champignon-Tomaten-Brot

1 Scheibe Vollkornbrot ■ je 1 TL Butter und Hefe-Extrakt ■ 1 Tomate ■ je 1 Prise getrockneter Oregano und Kräutersalz ■ 35 g Emmentaler Käse ■ 2 große Champignons

1 Die Brotscheibe toasten, mit der Butter und dem Hefe-Extrakt bestreichen.
2 Tomate waschen, in Scheiben schneiden und auf das Brot legen, mit dem Oregano und dem Kräutersalz würzen.
3 Den Käse darauf legen. Die Champignons putzen, vierteln, leicht mit Kräutersalz würzen und das Brot damit belegen.
4 Den Toast im vorgeheizten Grill kurz überbacken, bis der Käse schmilzt.

Dazu passt: Bauernsalat (S. 96).

Tatar

Zutaten für 2 Portionen: ■ 1 kleine Zwiebel ■ 1 kleine Gewürzgurke ■ 125 g Tatar ■ 1 Ei ■ je 1 Prise Meersalz, frisch gemahlener schwarzer Pfeffer und edelsüßes Paprikapulver ■ 2 Scheiben Vollkornbrot ■ 2 TL Butter ■ 1/2 TL Kapern

1 Die Zwiebel schälen, quer durchschneiden und aus der Mitte einige feine Ringe schneiden, den Rest der Zwiebel und die Gurke fein hacken. Alles unter das Tatar ziehen.

2 Die Masse mit den Zwiebel- und Gurkenstückchen, dem Ei, dem Salz, dem Pfeffer und dem Paprika vermischen. Auf dem mit Butter bestrichenen Vollkornbrot anrichten, mit den Zwiebelringen und den Kapern garnieren.

Unser Tipp: Aus übrig gebliebenem Tatar können Sie Küchlein formen und in der Pfanne mit wenig Butterschmalz braten.

Wichtig: Bewahren Sie angemachtes Tatar höchstens 2 Stunden und im Kühlschrank auf.

Gefüllte Tomaten

2 Tomaten ■ je 1 Prise Meersalz, frisch gemahlener weißer Pfeffer und getrockneter Oregano ■ 50 g Kräuterfrischkäse ■ 1 EL saure Sahne ■ 1 TL frisch gehackte Kräuter ■ je 1/4 Salatgurke und Zwiebel ■ 1 Blatt Kopfsalat ■ 1 Zweig Petersilie oder Dill

1 Die Tomaten waschen. Oben jeweils einen Deckel abschneiden. Das Innere aushöhlen. Die Tomaten innen mit Salz, Pfeffer und Oregano würzen.

2 Den Frischkäse mit der sauren Sahne und den gehackten Kräutern mischen. Die Gurke und die Zwiebel schälen, beides in feine Würfel schneiden und mit der Käsecreme verrühren.

3 Das Salatblatt waschen und trockentupfen. Die Tomaten darauf stellen und mit dem Käse füllen. Die Tomatendeckel auflegen, mit dem Petersilie- oder Dillzweig garnieren.

Unser Tipp: Das ausgehöhlte Tomateninnere können Sie später noch für eine Sauce (S. 110) oder für Zwiebelsuppe (S. 102) verwenden.

› Die Tomatenfüllung eignet sich auch gut für kleine Paprika.

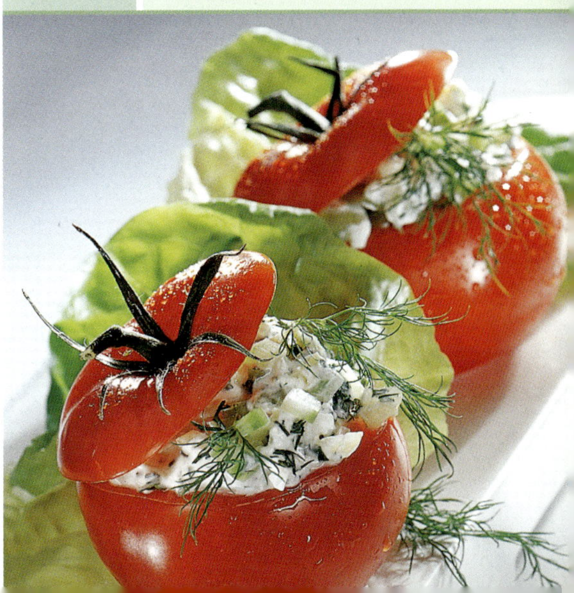

Zum Nachschlagen

Bücher, die weiterhelfen

Fasten/Aufbauzeit

› **Lützner, Dr. med. Hellmut:** *Wie neugeboren durch Fasten.* Gräfe und Unzer Verlag

Gesunde Ernährung

› **Hudak, Renate:** *Obst, Gemüse & Kräuter. Küchengarten für Einsteiger.* Gräfe und Unzer Verlag

› **Koerber, Karl v.; Männle, Thomas; Leitzmann, Claus:** *Vollwert-Ernährung.* Haug Verlag

› **Leitzmann, Claus; Million, Helmut:** *Vollwertküche für Genießer.* Bassermann Verlag

› **Leitzmann, Claus u. a.:** *Vegetarismus. Grundlagen, Vorteile, Risiken.* C. H. Beck Verlag

› **Ort-Gottwald, Anna; Vereinigung deutscher Bio Spitzenköche:** *Bio – Ein Genuss.* Gräfe und Unzer Verlag

› **Rütting, Barbara:** *Mein neues Kochbuch. Schlemmereien aus der Vollwertküche.* Goldmann Verlag

› **Seehusen, Hennig:** *Der Kräuter-Kompass. Küchenkräuter von A bis Z.* Gräfe und Unzer Verlag

Allgemeine Gesundheit

› **Carewicz, Dr. med. Otmar; Carewicz, Daniel Boris:** *Nie wieder rauchen! So schaffen Sie es sicher.* Gräfe und Unzer Verlag

› **Grünwald, Dr. Jörg; Jänicke, Christoph:** *Grüne Apotheke.* Gräfe und Unzer Verlag

› **Madani, Marlies; Lützner, Dr. med. Hellmut:** *Meine erfolgreiche Rheumadiät.* Eigenverlag; Tel. 0 91 94 / 93 69

› **Maus, Simone:** *Genussvoll essen bei Laktose-Intoleranz.* Gräfe und Unzer Verlag

› **Pfeiffer, Dr. med. Amrei:** *Magen und Darm natürlich behandeln.* Gräfe und Unzer Verlag

› **Rauch, Dr. Erich:** *Die Darmreinigung. Nach Dr. F. X. Mayr.* Haug Verlag

Bewegung/Entspannung

› **Bös, Prof. Dr. Klaus:** *Walking und sanftes Lauftraining.* Gräfe und Unzer Verlag

› **Buchhorn, Dr. Tomas; Winkler, Nina:** *Das große GU Laufbuch.* Gräfe und Unzer Verlag

› **Feldenkrais, Moshe:** *Bewußtheit durch Bewegung.* Suhrkamp Verlag

› **Grasberger, Dr. med. Delia:** *Autogenes Training.* Mit CD. Gräfe und Unzer Verlag

› **Kneipp, Sebastian:** *Meine Wasserkur.* Ehrenwirth Verlag

› **Pfennighaus, Dr. Dietmar:** *Einfach entspannen. So fühlt sich das Leben leichter an.* Gräfe und Unzer Verlag

› **Schmauderer, Achim:** *Wirbelsäulengymnastik.* Gräfe und Unzer Verlag

› **Schmidt, Dr. Mathias R. u. a.:** *Nordic Fitness. Alle nordischen Varianten für Sommer & Winter.* Gräfe und Unzer Verlag

› **Trökes, Anna:** *Yoga. Mehr Energie und Ruhe.* Gräfe und Unzer Verlag

Adressen, die weiterhelfen

› Dr. med. Hellmut Lützner
Tel. 07551/4596
Fax 07551/938092
hellmut.luetzner
@t-online.de
www.fastenfuergesunde.de

› Deutsche Fastenakademie e.V. (dfa)
Vorsitz: Dr. Ing. H. Burggrabe
Geishalde 48
71134 Aidlingen
Tel. / Fax 07056/8964
info@fastenakademie.de
www.d-f-a.de
Zentrale Fragen (Abgrenzung zum Heilfasten)
Jahresprogramm „Fasten für Gesunde" bei Geschäftsstelle (siehe oben) anzufordern
Ausbildung „FastenleiterIn"
ausbildung@fastenakademie.de
Tel. 07195/179560

› Akademie für gesundes Leben in der Stiftung Reformhaus - Fachakademie (RFA)
Gotische Str. 15
61440 Oberursel
Tel. 06172/3009-822

› Ärztegesellschaft Heilfasten & Ernährung e.V.
Wilhelm-Beck-Str. 27
88662 Überlingen
Tel. 07551 /807-825
info@aerztegesellschaft-heilfasten.de
www.aerztegesellschaft-heilfasten.de
Listen von Fachkliniken, -ärztInnen und Institutionen (gegen Porto)

› Deutsche Gesellschaft für Ernährung
Godesberger Allee 18
53175 Bonn
www.dge.de
Adressen von Ernährungsberatern; aktuelle Infos zur Ernährung; Broschüren

› UGB – Verband für unabhängige Gesundheitsberatung e.V.
Sandusweg 3
35435 Wettenberg/Gießen
Tel. 0641/808960
info@ugb.de
www.ugb.de

Österreich

› Österreichische Gesellschaft für Ernährung
Zaunergasse 1–3
1030 Wien
www.oege.at
Infos und Broschüren; regelmäßig erscheinendes Heft; Buchtipps

Schweiz

› Schweizerische Gesellschaft für Ernährung
Effingerstraße 2
3001 Bern
www.ernaehrung.org
Infos und Broschüren; Rezepte; Buchtipps; Zeitschrift für Ernährung: »TABULA«

Internet-Links

› www.adipositas-online.com
Infos zu gesundem Abnehmen

› www.bio-siegel.de
Infos zum Bio-Siegel des Verbraucherministeriums

› www.bzga.de
Tipps der Bundeszentrale für gesundheitliche Aufklärung

› www.ernaehrung.de
Tipps und hilfreicher Ernährungsfragebogen

› www.50plus.at
Ernährungstipps für ältere Menschen

› www.gutes-vom-bauernhof.de
Adressen und Tipps zum Einkaufen auf dem Bauernhof

› www.kinder-leicht.net
Infos zu Aktionen des Verbraucherministeriums

› www.liga-kind.de
Elternberatung zur gesunden Entwicklung der Kinder

› www.mobydicknetzwerk.de
Netzwerk für übergewichtige Kinder und deren Eltern

› www.naturkost.de
Küchen- und Urlaubstipps, Rezepte und vieles mehr

Sachregister

Rezeptregister

Desserts

Fisch und Fleisch

Gemüse und Kartoffeln

Getreidegerichte

Kleine kalte Gerichte

Müslis

Salate

Salatsaucen

Saucen

Suppen

Impressum

Wichtiger Hinweis

Die Gedanken, Anregungen und Rezepte in diesem Buch stellen die Meinung bzw. Erfahrung der Verfasser dar. Sie wurden von den Autoren nach bestem Wissen erstellt und mit größtmöglicher Sorgfalt geprüft. Sie bieten jedoch keinen Ersatz für kompetenten medizinischen Rat. Jede Leserin, jeder Leser ist für das eigene Tun und Lassen auch weiterhin selbst verantwortlich. Weder Autoren noch Verlag können für eventuelle Nachteile oder Schäden, die aus den im Buch gegebenen praktischen Hinweisen resultieren, eine Haftung übernehmen.

Programmleitung:
Ulrich Ehrlenspiel
Redaktion: Barbara Fellenberg
Lektorat: Barbara Kohl
Bildredaktion:
Christine Majcen-Kohl

Fotoproduktion:
Karl Newedel, München (Food)

Weitere Fotos:
K. Dingel: S. 49
Gettyimages: S. 22/23, U4 re.
GU: S.4, U4 li. (H. Bischof), S. 44 li. (M. Leis), S. 46, 58 (N. Olonetzky), S. 35, 91, 110, 117 (R. Schmitz), S. 45 re., 52 (T. Roch), S. 57 (B. Büchner), S. 45 li. (L. Lenz)
Ifa: U3 li.
Jump: S. 6, 44 re., 51
Mauritius: S. 0/1, 8, 12, 16, 18, 42, 82
Stock Food: Cover, S. 10, 11, 38, 64, 66, 71, 72, 75, 78, 81, 100, 104
Zefa: S. 14, 24, 40
R. Zidorn: 76

Umschlaggestaltung und Innenlayout: independent Medien-Design, Claudia Ehrl

Herstellung: Petra Roth

Satz: Knipping Werbung GmbH, München

Lithos:
Repro Ludwig, Zell am See

Druck: Appl, Wemding

Bindung: Sellier, Freising

Die **GU-Homepage** finden Sie unter **www.gu-online.de**

GRÄFE UND UNZER

Ein Unternehmen der
GANSKE VERLAGSGRUPPE

DAS ORIGINAL MIT GARANTIE

DAS ORIGINAL MIT GARANTIE

Ihre Meinung ist uns wichtig. Deshalb möchten wir Ihre Kritik, gerne aber auch Ihr Lob erfahren. Um als führender Ratgeberverlag für Sie noch besser zu werden. Darum: Schreiben Sie uns! Wir freuen uns auf Ihre Post und wünschen Ihnen viel Spaß mit Ihrem GU-Ratgeber.

Unsere Garantie: Sollte ein GU-Ratgeber einmal einen Fehler enthalten, schicken Sie uns das Buch mit einem kleinen Hinweis und der Quittung innerhalb von sechs Monaten nach dem Kauf zurück. Wir tauschen Ihnen den GU-Ratgeber gegen einen anderen zum gleichen oder einem ähnlichen Thema um.

GRÄFE UND UNZER VERLAG
Redaktion Körper & Seele
Postfach 86 03 25
81630 München
Fax: 089/41981-113
E-Mail: leserservice@graefe-und-unzer.de

Umwelthinweis

Dieses Buch wurde auf chlorfrei gebleichtem Papier gedruckt. Um Rohstoffe zu sparen, haben wir auf Folienverpackung verzichtet.

ISBN(10) 3-7742-6686-7
ISBN(13) 978-3-7742-6686-5

Auflage:
5. 4. 3. 2.
2009 2008 2007 2006

Das Wichtigste auf einen Blick

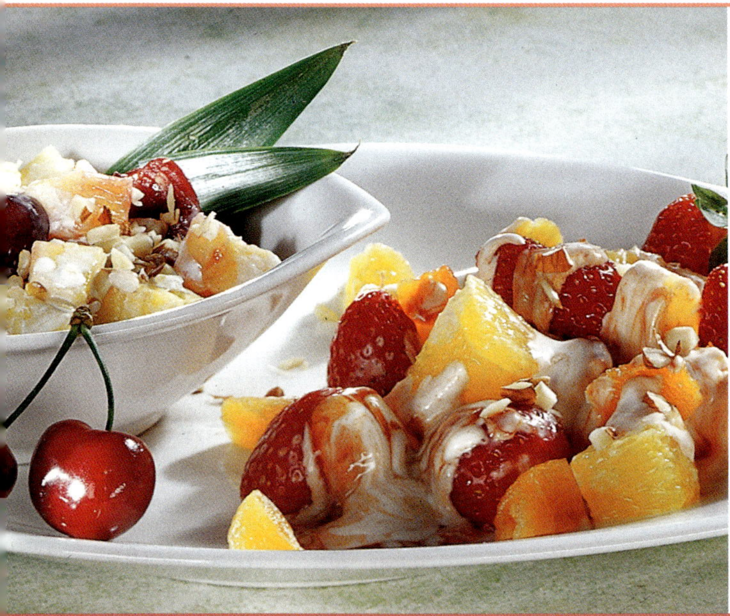

FASTEN – UND DANN?

In den Aufbautagen stimmen Sie Ihren Körper behutsam wieder aufs Essen ein. Nutzen Sie diese Zeit, um Nahrung neu zu entdecken: Genießen Sie mit allen Sinnen. In der Nachfastenzeit können Sie wichtige Hebel für ein gesundes Essverhalten herumlegen. Sie haben die Chance, sich von alten Gewohnheiten zu lösen und Ihren individuellen, idealen Essensstil und -rhythmus zu finden.

FASTEN IM ALLTAG

Auch mitten im Alltag können Sie eine Nahrungspause einlegen – Sie tun es längst regelmäßig: zum Beispiel nachts, wenn Sie schlafen. Oder zwischen den Mahlzeiten. Und sicher kennen Sie die Appetitlosigkeit bei Erkrankungen: Damit will Ihr Körper Ihnen zeigen, wie Sie schnell wieder gesund werden!

MODERNE KÜCHENPRAXIS

Auf die richtige Zusammenstellung und Zubereitung der Nahrung kommt es an: Wir zeigen Ihnen Speisepläne für die Aufbautage, für alltagstaugliche Vollwerternährung und für heilsame Frischkost. Zusammen mit den 133 aus langjähriger Erfahrung entstandenen Rezepten in diesem Buch wird Ihr Start in ein gesünderes Leben mit Sicherheit ein Erfolg! Auch bei Lebensmittelunverträglichkeiten finden Sie im Buch Tipps und Nahrungsalternativen sowie einen praktischen Test, der Ihnen hilft, zu ermitteln, was Sie ab jetzt weglassen oder mit Vorsicht genießen sollten.